조성태 박사의 형상의학

생김새를 보면 불임이 보인다

조성태 박사의 형상의학
생김새를 보면 불임이 보인다

개정 1쇄 | 2007년 7월 1일

지은이 | 조성태
펴낸이 | 강성철
펴낸곳 | 샘이깊은물
디자인 | 시원

주소 | 서울시 강북구 수유6동 524-58
전화 | 02-2215-5618
팩스 | 02-2215-4536
등록 | 2002. 12. 30. 제9-00110호
ⓒ 조성태 2007

ISBN 978-89-953913-5-8 03510

* 지은이와 협의하여 인지를 붙이지 않습니다.
* 잘못된 책은 구입하신 서점에서 바꾸어 드립니다.

생김새를 보면 불임이 보인다

形象醫學

조성태 지음

샘이깊은물

들.어.가.는. 말.

'사람이 사는 길은 자식을 낳는데서 시작된다' 고 했는데, 우리 주변에는 불임으로 고통을 받는 여성들이 너무 많은 것 같다. 어떻게 하여 천지자연의 이치에 순응하지 못하고 자식농사를 짓지 못하는 사람들이, 생명을 잉태하지 못해 불행을 겪는 사람들이 있어야 하는가.

사람은 생긴 대로 병이 온다는 관점에서 형상의학을 주창하고 보급하는 데 앞장서온 필자의 오랜 관심사 중의 하나는 불임에 대한 연구였다. 그동안 불임을 형상의학의 논리로 규명하고, 치료하여 임상의 결과로 입증하는데 심혈을 기울여왔던 바 여기 펴내는 책은 그에 대한 기록이라고 할 수 있다.

'사람은 일한 보람을 먹고 살아야 한다' 고 했는데, 사람의 생명을 다루는 한의학자로서 나의 손길이 미친 환자가 마침내, 그토록 바라던 새 생명을 잉태하는데 성공했다는 소식을 듣는 것은 정말 행복한 순간순간이었다. 그래서 자신있게 여러분에게 말할 수 있게 된 것이다. 사람의 생김새를 보면 불임을 치료할 수 있는 방법이 보인다는 것을…….

형상의학의 관점에서는 임신이 힘든 생김새가 따로 있다고 보고 있다. 이 책에서는 그 유형을 12가지의 경우로 나눠 왜 임신이 어려운지 까닭을 설명하고, 불임도 얼마든지 치료할 수 있다는 것을 실제의 임상치료 사례를 예로 들어 설명해 놓았다. 둥지가 허술하면 어미 새가 안심하고 알을 품을 수 없는 것처럼 임신을 하려면 우선 아기의 둥지인 아기집부터 튼튼히 하는 치료를 해야 고대하던 임신에 성공할 수 있는 것이다.

또한 생리가 순조로운 것이 불임치료의 첫걸음이라고 볼 수 있어, 생리불순의 여러 가지 문제에 대해서는 제3장에서 자세하게 살펴보았다. 한의학에서는 남성 불임을 '불육'이라고 하는데 그 원인과 대처법에 대해서는 제4장에서 다루었다. 불임의 절반은 남성에게도 책임이 있기 때문이다. 그리고 제5장에서는 임신기간 중의 산모들이 겪는 각종 질환에 대해서, 마지막 제6장에서는 출산후의 산후풍을 한방에서는 어떻게 다스리는지 살펴보았다.

오랜 산고의 과정을 거쳐 원고를 마무리하기까지 많은 분들의 도움을 받아야 했다. 형상의학의 길을 먼저 걸어가신 지산 선생님, 한의학계의 대선배가 되는 아버님, 한의사로서 동업의 길을 걷고 있는 아내에게도 고마운 인사를 전한다.

저자 조성태

차.례.

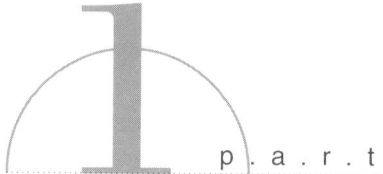

part 1

자식복도 생긴 대로 온다

임신이 힘든 생김새가 따로 있다 14
키가 작고 두상이 작아야 한다
코는 작은 편이 좋다
어깨는 좁고 가슴과 엉덩이가 발달해야 한다
얼굴이 희고 피부가 고와야 한다
생김새를 보고 불임을 치료한다 20
병이 아니라 사람을 본다 23

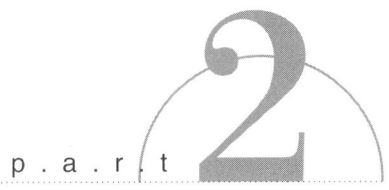

p.a.r.t 2

임신하기 어려운 생김새

28	남자처럼 생긴 여성
	기가 혈보다 왕성하면 임신이 어렵다
39	살찐 여성
	습담이 많아 자궁의 기능이 좋지 않다
44	마른 여성
	음혈이 부족해 임신하기 힘들다
48	몸이 찬 여성
	한증은 대표적인 불임의 원인이다
58	눈밑이 거무스름한 여성
	자궁 속 물이 혼탁하면 임신이 힘들다
67	코가 큰 여성
	혈이 부족해 임신이 어렵다

입술이 크고 두툼한 여성 72
입술을 보면 불임이 보인다
목이 긴 여성 79
여성은 목이 짧은 편이 좋다
피부가 나쁜 여성 81
자궁에 불순물이 많다
땀이 많은 여성 87
여성의 땀은 음혈이 새는 것과 같다
신경이 예민한 여성 92
감정기복이 심하면 불임의 원인이 된다
자궁이 기형인 여성 95
둥지가 허술하면 알을 품을 수가 없다

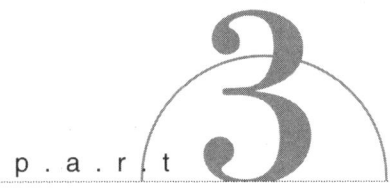

p.a.r.t

불임치료의 첫걸음, 생리불순

98	생리가 순조로운 것이 최우선
102	월경이 이상하면 건강에 빨간 신호등
106	생리주기가 점점 빨라진다
113	생리주기가 점점 늦어진다
119	생리량이 너무 많다
123	생리량이 너무 적다
129	생리혈에 덩어리가 있다
134	생리전증후군, 생리몸살이 심하다
141	생리통이 심하다
150	생리가 아예 없는 무월경증

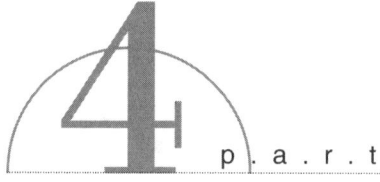

불임의 절반은 남성 책임

남성 불임의 원인 158
남성의 정은 신체의 근본 162
생긴대로 오는 병, 불임남성도 예외는 아니다 165
과도한 성생활은 부부 모두에게 좋지 않다 174
불임남성이 지켜야 할 생활습관 178
한방으로 치료하는 남성 불임 182

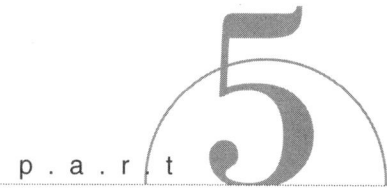

p.a.r.t 5

산모가 건강해야 아기도 건강하다

196	임신 중 한약은 해롭다?
199	입덧, 행복한 고민만은 아니다
202	임신 중 감기, 태아가 자리를 잡지 못한 증상
204	임신 중 팔다리가 아프다
206	임신 중의 양수 이상, 한약으로 치료된다
208	임신 중 자궁 속에 혹이 생겼다
210	순조로운 출산을 위한 한방치료
212	임신 중 하혈과 복통은 유산의 징후
215	태아가 거꾸로 있는 경우 수술밖에 방법이 없을까?
217	습관성유산은 혈허가 원인

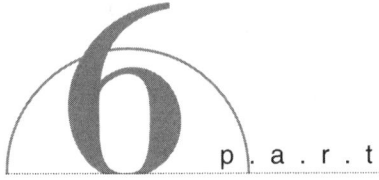

part 6

산후풍, 한방으로 다스린다

산후에 바람 든다? 산후풍의 정체	222
산후조리는 백일 동안 제대로 하자	226
산후어혈은 만병의 근원	230
훗배앓이는 출산의 마지막 복통	232
한방으로 다스리는 산후풍	234

p.a.r.t 1

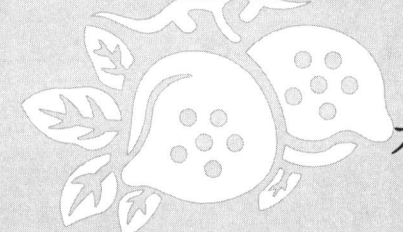

자식복도 생긴 대로 온다

임신이 힘든 생김새가 따로 있다
생김새를 보고 불임을 치료한다
병이 아니라 사람을 본다

1
임신이 힘든 생김새가 따로 있다

진료실에서 환자들을 만나다 보면 하루에도 수십 번씩 희로애락을 경험하곤 한다. 수년 묵은 고질병이 치료되었다고 몇 번이고 감사인사를 하는 분을 만나면 마음이 한없이 기쁘다가도, "온몸이 안 아픈 곳이 없어 병원에 가 보면 아무 이상이 없다는 말만 해 자식들 볼 면목이 없다"며 하소연하는 어르신을 보면 별안간 마음이 슬퍼진다. 그런가하면 우연찮게 약 한 제 지으러 왔다가 효과가 너무 좋았던 나머지 사돈의 팔촌까지 데리고 오는 분을 만나면 어쩔 수 없이 슬며시 흥이 나기도 한다.

환자들과의 인연은 모두 다 소중하고 기억에 남지만 그중에서도 가장 드라마틱한 순간은 불임을 치료하던 환자가 마침내 고대하던 아기를 가졌다는 소식을 전해올 때다. 굳이 우리 병원에서 치료한 환자라서가 아니라 '생명' 이 주는 근본적인 기쁨과 환희 때문이라는 생각이 든다.

필자와 마찬가지로 한의사의 길을 걷고 있는 아내 역시 텔레비전에서 아기를 낳는 장면이 나오면 "어머나 세상에, 세상에, 아이고, 예쁘기도 하지"하면서 눈을 떼지 못한다. 산모가 고통스러워하면 같이 얼굴을 찡그리고 막 산도를 빠져나온 아기가 첫울음을 뱉어내면 안도의 웃음을 짓다가 끝내는 눈물까지 보이는 일이 한두 번이 아니다. 결혼하고 아기를 낳아본 여성이라면 한 번쯤 비슷한 경험이 있을 것이다.

우리 병원에도 불임 때문에 찾아오는 여성들이 무척 많다. 젊은 여성이 진료실 문을 열고 들어오는 모습을 보면 나름대로 '이 분은 필시 불임 때문에 오셨겠구나' 하고 생각을 해보는데 대부분 처음의 짐작에서 크게 벗어나지 않는다. 물론 젊은 여성이라고 모두 불임치료차 한의원을 찾는 것은 아니다. 생리통 때문에 오는 여학생도 있고 알레르기성 비염이 심해서 오는 여성들도 있다. 그런데도 자신 있게 불임환자를 가려낼 수 있는 것은 '생긴 대로 병이 온다' 는 관점에서 볼 때 불임환자는 몇 가지 특징적인 생김새를 갖고 있기 때문이다.

불임이 되기 쉬운 생김새, 반대로 임신이 되기 쉬운 생김새는 대체로 여성스러운 것과 관련이 있다.

임신과 출산이라는 것은 남성이 대신 해주지 못하는 여성의 고유한 영역이다. 물론 처음 시작이야 남성도 한몫을 단단히 하지만 임신 열 달과 출산과정에서 소요되는 여성의 수고로움에 비할 바는 못 된다. 임신은 여성으로서의 고유한 영역이기 때문에 여성스런 여성일수록 수월하게 임신이 된다.

여성스런 여성이라, 참 애매모호한 말이다. "생긴 것이 여성답다는 건가요? 아니면 성격이나 말투, 전체적인 분위기가 여성답다는 말인가요?"하고 질문한다면 전부 다 맞는 말이라고 답할 수밖에 없다. 일반적으로 우리가 여성스럽다고 말하는 생김새는 키가 아담하고 피부가 희고 코가 크지 않고 가슴과 엉덩이가 발달해 있으며 피부가 희고 매끄럽다. 남성은 키가 크고 어깨가 떡 벌어졌고 피부가 검고 배가 나온 것이 이상적이다. 생긴 모습뿐만 아니라 전체적인 분위기와 인상도 남자와 여성이 다르다. 남자는 인상이 강렬하게 생겨야 남자다운 형상이라 하고, 여성은 인상이 부드럽게 생겨야 여성다운 형상이라고 본다.

성격도 여성은 밖에서 안으로 모이는 기운이 강해서 아기자기하고 섬세하다. 형상의학은 남자가 남자답고 여성이 여성다우면 큰 질병 없이 건강하게 사는 경우가 많다고 본다. 그러나 타고난 생물학적인 성은 여성인데도 생긴 모습이나 성격이 전혀 여성스럽지 못한 사람이 있다. 이런 여성은 대개 불임으로 고생하는 경우가 많다. 그렇다면 어떻게 생긴 사람이 여성스러운 것일까? 어떻게 생겨야 임신이 잘 되는 것일까?

키가 작고 두상이 작아야 한다.

남자는 키가 큰 것이 남자다운 형상이고, 여성은 키가 작은 것이 여성다운 형상이라고 본다. 키가 큰 여성들은 나무로 치자면 뿌리가 약하기 때문에 허리나 어깨가 아프기가 쉬우며, 흔들리기 쉽기 때문에 마음이 불안초조하면서 가슴이 두근거리는 증상이 동반되는 경우도 많다. 또 여성이 몸에 비해 머리가 크면 마음이 울적하고 불안한 신경성 증상이 잘 오고, 두풍증이라고 해서 머리에 뭔가 스멀스멀 기어다니는 느낌이 들면서 어지럽고 머리가 아픈 증상도 잘 생긴다. 자연히 임신하는데도 많은 노력이 필요하다.

코는 작은 편이 좋다.

남자는 이목구비 중에서 귀와 코가 큼직하게 잘 생긴 것이 남자답고, 여성은 이목구비 중에서 입과 눈이 큼직하게 잘 생긴 것을 여성답다고 한다. 코는 기(氣)를 받아들이고 순환시키는 작용을 하는 곳이므로 코가 크다는 것은 기가 왕성하고 기의 순환작용이 아주 좋다는 것을 뜻한다. 남자는 양에 속하기 때문에 기를 얻어도 흩어지기 쉽다. 여자는 음에 속하므로 기를 만나면 막히는 일이 많다. 그래서 여성에게는 기가 원활하게 운행하지 못해 울체되는 등 기병이 많다. 기와 혈은 항상 짝을 이루면서 우리 몸을 흐르기 때문에 기가 많은 여성은 피를 고르게 해 기를 소모시켜야 한다. 불임의 치료도 이를 원칙으로 한다.

어깨는 좁고 가슴과 엉덩이가 발달해야 한다.

여성이 어깨가 넓으면서 엉덩이가 없으면 임신하기 위해 많은 노력이 필요하다. 이런 여성은 대개 성격도 남자 같은 것이 특징이다. 남성은 발산하는 힘이 강하며 여성은 수렴하는 성질이 강한 것이 원칙이다. 따라서 여성이 어깨가 넓으면 포(包)하는 능력이 약해서 임신하는데 많은 정성이 필요하다. 또한 남자는 등과 배가 발달하고 여성은 가슴과 엉덩이가 발달해야 정상이다. 반대로 여성이 배가 나오면 불임의 원인이 되기도 한다. 의성에서는 "비성(肥盛)해 몸의 기름이 자궁에 가득 차 넘치면 아기를 갖는데 많은 노력이 필요하다"고 했다. 따라서 아기를 가지려면 뱃살부터 빼야 한다.

얼굴색이 희고 피부가 고와야 한다.

여성은 타고난 체질이 습(濕)하기 때문에 피부가 부드러운 것이 원칙이며, 남자는 반대로 조(燥)하므로 피부가 대체로 거칠거칠하다. 여성이 피부가 거칠거나 피부에 희끗희끗한 반점이 있으면 여성으로서의 고유기능인 임신을 하는데 방해요인이 된다. 피부가 거친 여성들은 기와 혈이 움직이는 통로가 되는 12경맥의 흐름이 좋지 못해서다. 그렇게 되면 손발이 자주 저리기도 하고 명치끝이 아프거나 메슥거리기도 하고, 어지럽기도 하면서 배꼽주변이 항상 뻐근하고 불쾌한 증상이 잘 생긴다.

> **형상의학이란**
>
> 사람은 모두 다르다. 생긴 모습도 다르고 성격도 다르고 생활방식과 습관도 다르다. 따라서 사람의 질병도 다르고 건강도 다를 수밖에 없다. 남과 다른 나만의 독특함, 바로 이 점을 강조하는 것이 '생긴 대로 병이 온다'는 관점에서 치료하고 예방하는 형상의학이다. 사람의 체질을 13,500가지로 세밀하게 나누는 것도 이런 까닭에서다. 각 개인의 존재는 어떤 장점과 단점을 지니고 있는지 정확하게 알려주고, 나아가 체질적인 단점이 우리를 괴롭히는 질병이 되지 않도록 어떻게 생활해야 하는지를 깨우쳐주고 도와주는데 형상의학의 목적이 있다.

생김새를 보고 불임을 치료한다

　작년 겨울에 만났던 김씨는 내원 당시 30세로 결혼한 지 2년이 되었는데도 아이가 없었다. 신랑이 나이가 많아서 결혼하자마자 곧 아이 갖기를 원해 피임을 하지 않고 정상적인 부부생활을 했는데도 임신이 되지 않았다고 한다. 병원도 여러 군데 다녀봤지만 특별한 이상은 발견할 수 없었다. 형상으로도 그다지 흠으로 짚이는 곳이 없었다. 생리 첫날 통증이 있는 것 말고는 본인도 불편한 증상이 없단다. 다만 초경을 열세 살에 시작한 것으로 보아 타고난 충임맥이 약하다는 정도였다.

그런데 맥을 짚기 위해 옷을 걷어올리는데 팔에 유난히 털이 많았다. 김씨가 하는 말이 팔다리에 털이 하도 많아서 여름철에는 면도기로 밀어내는 것이 귀찮을 정도라는 것이다. 여성이 남성처럼 털이 많으면 그것은 흠이 된다. 김씨의 경우도 남성처럼 털이 많다는 흠이 불임의 원인이 되었던 것이다. 여성스럽지 못하다는 것은 여성으로서의 혈이 부족하다는 것과도 일치하기 때문에 보혈약의 으뜸 처방인 사물탕을 지어주었다. 그리고 얼마 지나지 않아 임신이라는 반가운 소식을 들을 수 있었다.

김씨 같은 사례는 그다지 흔한 경우는 아니지만 여성은 여성스러운 형상을 가져야 임신하기 수월하다는 기본원칙에서는 크게 벗어나지 않는다. 이처럼 형상의학에서는 환자의 형색을 살펴서 진찰한다.

체격은 큰가, 코는 큰가, 배는 나왔는가, 피부는 윤기 있고 매끄러운가 하는 식으로 생긴 모습(形)을 파악하고 얼굴빛이나 전체적인 피부색(色)의 특징을 가려내면 어디가 불편한지 환자의 병증(病症)을 알 수 있고 치료하는데 중요한 단서가 된다. 여성으로서 임신이 잘 되지 않는 것, 임신 중 유산이나 조산이 되는 것, 출산이 순조롭지 못한 것 역시 형상을 통해 진단할 수 있으며 이를 바탕으로 약을 써서 좋은 결과를 본 사례가 많다.

"사람 사는 길은 자식을 낳는데서 시작된다"는 말이 있다. 〈단계심법 丹溪心法〉에 나오는 얘기다. 불임 때문에 고통 받는 많은 여성들을 보면서 새

삼 이 말을 실감하곤 한다. 그 기간이 1년이든 10년이든 불임치료를 받아온 여성들은 몸상태는 차치하고라도 당장 얼굴표정이 말로 다할 수 없이 침울하다. 그러나 생긴 모습과 불임이 밀접한 관련이 있다는 사실을 알고 형상을 기본으로 한 치료를 받는다면 자식 낳는 일을 포함한, 사람 사는 길을 시작하는 일이 그리 어렵지 않을 것이다. 사람의 생김새를 보면 불임의 고통에서 벗어날 수 있는 길이 열리는 것이다.

얼굴형이 각진 여성은 불임으로 고생한다

형상의학에서는 얼굴 모양에 따라 기과, 정과, 혈과, 신과의 네 가지 유형으로 나눈다.

기과는 얼굴이 네모나거나 각진 유형. 자기주장이 강하고 애교가 없는 편이고 감정에 무척 예민해서 신경성으로 인한 증상들이 잘 나타난다.

정과는 얼굴이 동그랗고 통통하게 살이 찐 유형. 이런 형상의 사람들은 대체적으로 명랑하고 낙천적인 성격이 많다. 선천적으로 습(濕)이 많은 체질이라 몸이 잘 부으며 관절염이나 요통으로 고생하는 경우가 많다. 오장 중에는 신장이 발달했다.

혈과는 얼굴이 갸름한 유형. 기과에게는 기병이 잘 오듯이 혈과에 속한 사람들은 혈병이 오기 쉽다. 혈이 부족한데서 오는 혈허두통, 생리불순, 코피나 잇몸출혈 등으로 고생하는 경우가 많다. 특히 혈과의 여성은 어혈로 인한 병을 주의해야 하며 출산 후 산후조리에 각별히 신경을 써야 한다.

신과는 얼굴이 역삼각형 또는 삼각형인 유형이다. 신경이 예민하고 날카로워 칠정(七情 기쁨, 분노, 걱정, 생각, 슬픔, 두려움, 놀라움)으로 마음이 상하기 쉽다. 허리와 다리가 잘 아프며 가슴이 두근거리는 증세가 자주 나타난다.

이중 임신이 되기 힘든 유형은 기과의 여성이다. 기가 실한 사람은 기가 과다하거나 부족해서 오는 기병(氣病 기가 원활하게 운행하지 못해서 생긴 병)을 많이 앓는데 특히 남자보다 여성들에게 많이 나타난다. 기가 울체되어 막히면 가슴이 답답하고 아프며 배와 옆구리, 허리쪽으로도 빙 둘러서 통증이 온다. 여성의 경우에는 기가 울체되면 자궁에 혹 같은 것이 잘 생긴다.

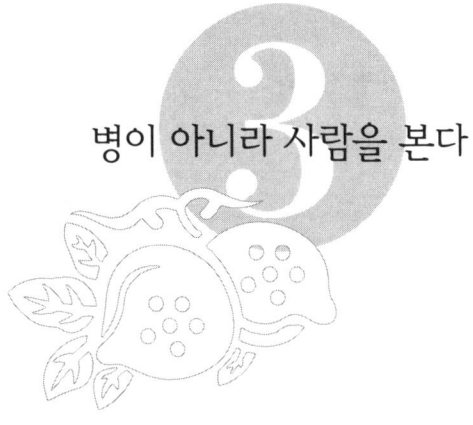

병이 아니라 사람을 본다

　대개 불임환자 그러면 임신이 안된다는 사실만 생각하게 되는데 이는 옳지 못하다. 올해 31세로 결혼한 지 6년째 되는 박씨의 사례를 잠깐 보도록 하자. 코가 크고 강하게 생겼고 기과에 속하는 박씨가 현재 불편하게 느끼는 증세만 해도 10가지가 넘는다.

- 손발이 매우 차다
- 아랫배가 차고 가끔씩 아프다

(자궁에 혹이 있다는 진단을 받았다고 한다)
- 생리주기가 자꾸만 늦어진다, 생리 중 유방이 아프고 당긴다
- 손끝에 물집이 자주 잡힌다
- 피부가 거칠고 윤기가 없다
- 기침이 몹시 심해서 목이 쉴 정도다
- 가슴이 답답하고 두근거린다
- 소화가 잘 안 된다
- 뱃속에서 물이 출렁거리는 소리가 난다

 이 증상들을 일일이 병원을 찾아다니며 치료하려면 시작도 하기 전에 지쳐버리고 말 것이다. 그러나 한방에서의 불임치료는 질병 하나하나를 따로 떼어놓고 보지 않는다. 질병이란 늘 전신적(全身的)이며 엄격한 의미에서 순수한 국부적인 질병이라는 것은 없다고 보기 때문이다. 오죽하면 한방에서는 여드름 하나가 나오는 것, 머리카락 한 올이 빠지는 것도 그 원인이 있다고 했겠는가. 박씨의 경우 몸이 냉한 것과 과거 한차례 유산으로 인해 자궁에 오래된 숙질이 있다고 보고 가미제음단을 체질에 맞게 가감해 투여했다. 대개 기과에 속하는 여성은 몸이 냉해서 오는 불임으로 고생을 하는 수가 많다. 약을 꾸준히 복용한 박씨는 당연히 임신이 되었다.

한의학에서의 진단대상은 질병이 아니고 질병현상이 나타나는 생명체, 곧 병든 사람이다. 치료대상도 국소적인 질병이나 병적 증세를 제거하는 것이 아니라 전체적으로 조화를 잃은 생리상태에 있는 인체를 정상적인 생리상태를 가진 건강체로 회복시키는 것이다. 불임의 원인만을 보는 것이 아니라 불임이 생기게 된 몸의 혼란한 생리상태를 먼저 바로잡아야 한다는 말이다.

치료는 '우리 몸은 여러 가지 알맹이로 이루어져 있고 그것은 하나의 소우주'라는 원칙에 맞춰 이루어진다. 여러 가지가 한데 모여서 이루어진 몸이므로 몸의 어디 한군데가 아프다고 해서 그 부분만을 자르고 떼어내는 것이 아니다. 막힌 것은 뚫어주고, 엉킨 것은 풀어주며, 찬 것은 따뜻하게 하고, 열(熱)한 것은 식혀주며, 응어리가 맺히면 풀어준다. 혈이 부족하면 보혈을 해주고 기가 허하면 보기약을 처방한다. 이렇게 균형을 맞추고 상호보완하는 치료를 하다보면 불임은 자연스럽게 해결되고 더불어 지긋지긋하게 몸을 괴롭히던 갖가지 불편한 증상들이 말끔하게 사라지게 된다.

주단계 선생의 말 중에 "未病之病 知未來之疾 此基良也"라는 말이 있다. 풀이해보면 앞으로 발생할 질환을 미리 알아 방지하는 것이 치료에 앞서는 최선책이라는 뜻이다. 모든 병은 반드시 전조를 보인다. 입술이 푸른 것을 보면 몸이 냉해지기 쉬운 사람이라는 것을 알 수 있고 광대뼈 주변에 기미가 낀 것은 자궁의 상태가 건강하지 못함을 가리키는 것이다. 이런 사람들은 임신하는데 어려움이 많을지도 모른다. 그러므로 결혼을 앞둔 여성이나 임신을 원하는 여성이라면 자신의 형상을 살펴보는 것이 좋다. 혹시 불임이 되기 쉬운 형상이라면 임신이 되기 위해서는 어떠한 섭생이 필요한지, 무엇을 조심해야 하는지 자세히 알 수 있기 때문이다.

이제 임신이 잘되는 생김새와 임신이 어려운 생김새에 대해 차례대로 알아보고, 적절한 한방 진료를 통해 불임을 극복하는 방법에 대해서도 알아보자.

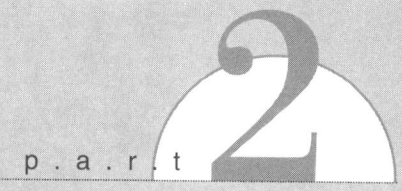

p.a.r.t

임신하기 어려운 생김새

남자처럼 생긴 여성

살찐 여성

마른 여성

몸이 찬 여성

눈밑이 거무스름한 여성

코가 큰 여성

입술이 크고 두툼한여성

목이 긴 여성

피부가 나쁜 여성

땀이 많은 여성

신경이 예민한 여성

자궁이 기형인 여성

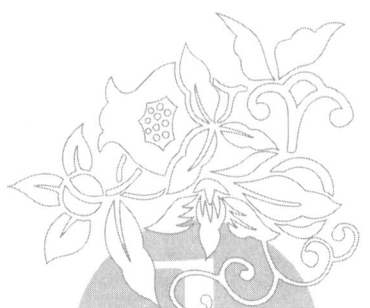

남자처럼 생긴 여성 _ 기가 혈보다 왕성하면 임신이 어렵다

한방에서는 우리 몸을 움직이는 중요한 두 가지로 기(氣)와 혈(血)을 꼽는다. 기는 위, 간, 신, 폐 등 우리 몸의 여러 장부를 정상적으로 돌아가게 하는 가장 기본적인 동력(에너지)이다. 혈은 글자 그대로 피를 말하며 단순히 혈액 자체만을 뜻하는 것이 아니고 혈액의 순환상태와 영양상태를 모두 포함한 말이다. 기와 혈은 경락이라고 하는 우리 몸 전체에 걸쳐진 연결망을 따라 움직인다. 그런데 여기서 기는 양적인 것이고 혈은 음적인 것에 속한다.

정상적인 사람은 양적인 면과 음적인 면이 조화롭게 균형을 이루고 있지만, 내부 또는 외부의 원인으로 이 균형이 깨지면 몸 어디가 불편하게 되고 병이 나게 된다.

〈황제내경〉에도 "음양은 만물의 기본법칙이며 사물이 변화하는 원리다. 살리고 죽임의 근본이고 시작과 끝이며 병을 치료할 때는 반드시 음양의 근본을 찾아서 해야 한다"는 말이 나온다. 불임을 치료할 때도 이 양적인 면과 음적인 면을 잘 조화시켜야 한다. 기와 혈에 대한 얘기를 하다가 음양을 언급하는 것은 기는 양적인 것, 즉 남성적인 것과 맞닿아 있고 혈은 음적인 것, 즉 여성적인 것과 함께 묶을 수 있기 때문이다.

음(陰)적인 것 ㅣ 여성, 여성적인 것, 땅, 밤, 가을과 겨울, 추움, 습함, 안쪽, 어두움(그늘), 정적인 것, 가운데로 모으는 것, 피(血)

양(陽)적인 것 ㅣ 남성, 남성적인 것, 하늘, 낮, 봄과 여름, 따뜻함, 건조함, 바깥쪽, 밝음(햇볕), 동적인 것, 바깥으로 퍼지는 것, 기(氣)

앞서 말했듯이 여성은 혈 위주로 되어 있고 남자는 기 위주로 되어 있다. 혈 위주로 된 생김새는 몸에 비해 두상이 작고, 키가 작고, 뼈가 가늘면서 살이 통통하게 올라와 있고, 상체보다 하체가 넓은 삼각형 구도를 하고 있다. 그중에서 어깨는 좁으면서 가슴과 엉덩이가 발달되고 특히 허리와 배가 쏙 들어가 있다. 이목구비에서도 혈 위주로 생기면 눈과 입이 발달된 것이 특징이다. 반면 기 위주로 생긴 형상은 홍명희의 소설 속에 나오는 임꺽정처럼 근골형이다. 뼈가 굵고 두상이 크며 어깨가 떡 벌어지고 등이 발달되어 있어서 역삼각형 구도를 이룬다. 키가 크고 배는 어느 정도 두둑하게 나온 모습이다.

혈 위주로 생긴 여성은 월경이나 임신, 출산 등이 비교적 순조롭게 진행된다. 반대로 남성처럼 기 위주로 생긴 여성은 임신하기가 힘들다. 이 경우에는 자궁이나 난소, 나팔관 등의 생식기가 임신하기에 좋은 조건들이 아니기 때문에 우선 배란이 정상적으로 되지 않고 생리도 고르지 않다. 또한 정액을 간직하는 힘이 약하기 때문에 정액이 자궁 밖으로 흘러나온다. 이런 여성은 임신이 되더라도 유산할 위험이 많다.

32세의 윤씨는 결혼생활 5년 동안 불임치료를 위해 용하다는 병원을 찾아 전국을 거의 다 돌아다녔다. 인공수정만 해도 모두 네 번이나 시도했지만 결국 모두 실패했고, 마지막 인공수정으로 가까스로 임신된 태아마저 자연유산이 되고 말았다. 어깨가 남자처럼 떡 벌어졌고 두상이 크며 코가 크고 강한 이 여성은 '생긴대로 병이 온다'는 형상의학의 관점에서 보면 남자같이 생긴 유형에 꼭 들어맞는다. 남성처럼 기 위주로 생겼기 때문에 정혈(精血)이 부족해 배란이 잘 되지 않았기 때문이다. 34세의 김씨의 경우도 키가 168cm로 훤칠하게 크고 골격이 굵은 여성이었다. 생리가 불순해 병원에서 배란검사를 해본 결과 난자가 채 자라기도 전에 소실된다고 했다.

두 여성 모두 생긴 모습이 남자같이 생긴 여성으로 근본적으로 혈이 부족하고 기는 너무 왕성한 것이 불임의 원인이었다. 이런 유형의 불임을 치료하는데는 부족한 혈을 보충해주는 것이 가장 시급하다. 윤씨에게는 정혈을 보충하는데 으뜸가는 사륙탕(사물탕 + 육미지황탕)을 처방했고 김씨는 배란 기능을 향상시켜주는 난궁종사환을 투여했다. 그후 두 사람 모두 임신이 되어 건강한 아이를 출산했다.

기는 한군데 뭉쳐있는 것이 아니라 주변으로 흩어지는 성질이 있고 혈은 끌어안는 것이 특징이다. 한의학에서 태아는 혈의 응집체로 보는데 기가 왕성하고 혈이 부족한 여성들은 태아를 포하는 힘이 약하다. 포(胞)라는 한자 자체가 새가 알을 품듯이 감싸안는 모양새를 하고 있다. 혈이 부족하면 정액을 포하는 기능도 약하고 잉태된 태아를 포하는 기능도 떨어지는 것이다. 포하는 기능이 약하고 흐트러뜨리는 기능이 강하면 임신 중에 걸핏하면 피가 비치고 유산이 되기도 하며 임신중독이나 조산 등 우여곡절을 많이 겪게 된다.

혈보다 기가 강한 여성은 단순히 외형이 남자같이 생긴 것만이 아니라 기질이나 성격 또한 남자처럼 활달하고 적극적인 경향이 있다. 앞서 음과 양을 예로 들어 설명했듯이 남성에 속하는 기가 왕성한 여성은 밝은 것, 동적인 것, 바깥쪽으로 나가려는 성질을 가지고 있다. 그래서 본능적으로 넓은 공간에 나아가 왕성한 기를 소모하는 것이 체질에 맞다. 이런 여성은 밖에 나가서 일을 하는 것이 더 잘 맞아 비교적 사회생활에 잘 적응하고 직장에서도 자기가 맡은 일을 책임감 있게 해내는 편이다. 반면에 집안일에는 도통 재주도 취미도 없다. 특히 결혼 전에 활발하게 직장생활을 하다가 결혼이나 임신을 이유로 전업주부로 생활하게 되면 왕성한 기가 울체되어 여기저기가 아프고 신경도 예민해진다. 이 경우 생리불순이나 불임으로 고생하는 경우가 많기 때문에 임신을 하기 위해서는 훨씬 더 많은 노력이 필요하다.

반대로 기가 왕성해야 할 남성이 매우 여성적인 특질을 가지고 있는 경우도 있다. 이를 설명해줄 수 있는 재미있는 사례가 있다.

40대 후반의 남자분이 손발이 자주 저린 것 때문에 내원했다. 손가락이나 팔다리 근육이 저리거나 감각이 없어지는 것은 중풍의 전조증상 가운데 하나로 대수롭게 넘겨서는 안 되는 증상에 속한다. 이 환자 역시 중풍을 염려하고 있었다.

생긴 형상을 보니 이목구비가 오밀조밀한 것이 꼭 여성처럼 생겼고 특히 평균적인 남자에 비해 키가 매우 작았다. 손발이 저린 것 외에는 특별한 증상이 없어서 키가 작고 여성스럽게 생겨서 나타나는 증상으로 판단해 보중익기탕을 증상과 체질에 맞게 가감해 처방했다. 예상대로 얼마 지나지 않아 손발이 저린 증상이 깨끗이 없어졌다. 보중익기탕은 일반적으로 여성질환의 치료에 자주 이용되는 약으로 이 처방으로 효과가 있었다는 것은 이 환자의 생김새가 여성스럽다는 것에 병의 원인이 있다는 것이다. 남자라고 해도 여성처럼 생겼으면 여성이 잘 걸리는 질환이 발병하기가 쉬우며 처방 또한 여성에게 주로 이용하는 처방을 해야 한다는 것을 잘 보여준 치료사례라 할 수 있다.

이처럼 생김새나 정신적인 성향이 남자에 가까운 것이 불임의 원인이 되는 여성은 혈을 보충해줌으로써 임신을 수월하게 할 수 있다. 다만 이 경우 임신이 되었다고 안심해서는 안 되며 임신기간 동안 유산이나 조산 등 위급한 상태가 일어날 것을 염려해 늘 조심해야 하고 한약도 개월수에 맞춰 계속 복용하는 것이 좋다.

사례 1   키가 큰 경우 _ "유산 후 오래 서있기가 힘들어요"

29세의 우씨는 키가 훤칠하게 크고 두상도 제법 큰 편에 속하는 여성이었다. 게다가 피부가 거칠고 부석부석해 전체적인 형상이 남성에 가까웠다. 내원하기 6개월 전에 유산한 경험이 있고 생리 전에 유방이 아픈 증상 외에는 생리는 비교적 고르게 진행되고 있었다. 특이한 것은 다리에 붉은 점이 있는데 발등에서부터 허리까지 드문드문 난 점이 오래 서 있거나 힘든 일을 하면 더 선명하게 붉어진다는 것이다.

"키가 상당히 크시네요."

"네? 아, 키요. 친정 식구들이 모두 키가 커요."

제법 자랑스러운 표정으로 얘기하는 것을 보니 요즘 여성들은 키가 큰 것을 무척 만족스럽게 여기는 것 같다.

"혹시 어머님이 키가 크시나요?"

불임 때문에 찾아왔더니 웬 뜬금없이 키 타령이냐는 표정으로 그렇다고 끄덕인다.

"어머님도 임신 때문에 고생하셨다는 말 들으신 적 없습니까?"

"어머, 어떻게 그걸. 제가 둘짼데 절 낳으시고 막내를 출산하기까지 5년 동안 세 번이나 자연유산을 하셨다는 말을 들었어요. 그래서 지금까지 몸이 안 좋으시죠. 그런데 키가 큰 것과 임신하는 것이 무슨 관련이 있나요?"

한방에서는 여성은 키가 작고, 남성은 키가 큰 것을 원칙으로 본다. 키가 큰 여성은 기가 혈보다 왕성한 체질로 여성의 고유기능인 임신과 출산이 순조롭게 진행되지 않는 경향이 많다.

"집안에서 기르는 화초가 키만 껑충하게 자라면 비실비실하니 영양상태가 좋지 못한 것과 같은 이치입니다. 여성의 경우 키가 크면 뿌리인 자궁의 기능이 약하다고 봅니다. 뿌리에 속하는 자궁이나 난소 같은 생식기관의 기능이 떨어져서 태아를 제대로 감싸지 못하는 거죠. 그러니까 임신이 힘들지요."

우씨에게는 부족한 혈을 보충해주고 자궁을 튼튼하게 만들어주는 제음단을 처방했는데 어렵지 않게 임신이 되었다.

키와 임신의 관계는 한방의 음양론으로 설명할 수 있다. 〈동의보감〉에 따르면 남자는 양(陽)이고 여자는 음(陰)이며, 남자는 천기(天氣)가 성하고 여자는 지기(地氣)가 성하다. 남자는 양이고 하늘 기운이라 땅을 그리워해 늘 아래로 내려오려고 하고, 여자는 음이고 땅의 기운이라 언제나 하늘을 향해 올라가려고 한다.

그런데 남자의 기운은 위에서 아래로 자연스럽게 내려오므로 키가 수월하게 클 수밖에 없고, 여성의 기운은 땅에서 하늘을 향해(아래에서 위로) 힘들게 기어 올라가야 하므로 키가 간신히 조금씩 자라게 된다. 그래서 남자는 키가 큰 것이 원칙이고 여성은 키가 작은 것이 원칙이다. 만약 여성이 키가 크면 체질이 남자 같은 여성으로서 천기가 성하고 지기는 약하게 되어 월경, 임신, 출산 등이 순조롭지 못하게 되는 것이다. 또 키가 크다는 것은 뿌리의 영양이 위로 많이 올라가서 잎사귀와 줄기는 무성해지고 뿌리는 약해진 것을 의미한다. 키가 큰 여성은 당연히 뿌리인 자궁이 약하므로 임신이 어렵게 된다.

생긴대로 병이 온다는 점에서 기 위주로 생긴 남성에 가까운 여성은 부족한 혈(血)을 보충해주면 이런 계통의 불임은 얼마든지 치료될 수 있다는 것을 보여주는 사례다.

사례 2 　 골격이 크고 어깨가 넓은 경우 _ "나팔관이 휘고 막혔어요"

"결혼한 지 올해로 8년이 되었는데 아이가 없어요. 남편 나이가 곧 마흔을 넘길 텐데 우리 부부 팔자엔 왜 아이가 없는지……."

한숨을 쉬느라 말끝을 제대로 맺지 못하는 김씨는 내원 당시 36세로 일본에 살고 있는 여성이었다. 사업 때문에 잠시 귀국해 있던 중 우리 병원에서 불임치료를 받았던 친척 조카의 소개로 찾아왔다고 했다. 처음 진료실 문을 열고 들어왔을 때는 나이보다 훨씬 더 나이들어 보이는 얼굴이라 미처 불임환자로 생각하지 못했다. 결혼생활 8년 동안 불임 때문에 온갖 고생을 다 했는지 얼굴에 우울한 기색이 역력했고 이제는 별로 기대하지도 않는다는 말투였다.

두상이 크고 관골이 큰 김씨는 특히 어깨가 넓은 것이 인상적이었다. 전체적인 이미지도 남자처럼 강하게 생겼는데 눈썹이 숯을 칠한 듯 진하고 머리카락이 굵으면서 숱도 많았다. 맥을 짚는데 어제(엄지손가락이 손목과 손바닥과 이어지는 두툼한 부위)가 푸른 것을 보니 몸이 찬 여성이었다.

"유산한 경험이 있으십니까?"

"예, 몇년 전인가 9주된 아이를 계류유산한 적이 있어요."

자궁 내에서 태아가 사망한 채로 수일간 머물게 되는 계류유산은 수술 후에도 자궁 내에 염증을 남기고 어혈을 만들기 때문에 수술 후의 치료에 정성을 다해야 한다.

"생리는 정상적으로 하십니까?"

"생리할 때 유방이 굉장히 아프구요. 병원에서 오른쪽 나팔관이 휘고 막혔다고 해요."

설상가상으로 왼쪽 난소에서 배란이 되지 않는다고 했다. 김씨에게는 유산으로 인한 자궁 내 숙질(오래된 병)을 치료하면서 자궁의 냉한 기를 없애주기 위해 제음단을 처방했다. 생긴 모습이 남자같이 생겨 혈이 부족한 점과 자궁이 냉한 것을 고려해 처방한 경우로 나이가 많은 것이 마음에 걸렸으나 다행히도 한국에 있는 동안 임신이 되었다는 기쁜 소식을 전해왔다.

사례 3 두상이 큰 경우_"6개월째 조산한 후 아랫배가 살살 아파요"

33세의 송씨는 두상이 크고 코가 강하게 생긴 기과의 여성으로 1년 전 자연유산을 한번 경험했다. 안타깝게도 임신 6개월이 되던 달에 부부관계를 가진 다음 출혈이 있으면서 유산을 했는데 그후 몸상태가 무척 나빠졌다고 한다.

"유산 후에 무릎 아래가 자주 저려요. 잘 붓고 가슴이 시도 때도 없이 두근거리기도 하구요. 또 아랫배가 살살 아프고 허리도 아프고 어휴, 아픈 데가 너무 많아서……. 임신도 중요하지만 안 아프기만 해도 살겠어요."

가슴이 두근거리는 것과 아랫배와 허리가 살살 아픈 것은 담음(몸안의 진액이 제대로 순환하지 못하고 정체되어 생기는 병)의 증상 중 하나인데 송씨의 말대로 임신도 중요하지만 몸에 불편한 증상이 있으면 이 증상을 먼저 치료해 주는 게 순서에 맞다. 불편한 증상을 치료하면 몸이 전체적으로 좋아지고 임신과 밀접한 관계가 있는 자궁이나 난소의 기능이 좋아져서 자연스럽게 임신도 할 수 있기 때문이다. 우선 궁귀조혈음과 가미사칠탕에 죽력을 가미해 처방했는데 이 약은 불임에 직접적으로 관계하는 약은 아니다. 그러나 약을 복용한 후 담음의 증상이 현저하게 줄어들면서 과연 몇달 후 임신을 하게 되었다.

송씨의 경우에서 볼 수 있듯이 한방치료는 직접적으로 자궁을 치료하지 않고도 자궁의 기능을 순조롭게 할 수 있도록 몸의 불편한 증상들을 없애주는 것만으로도 같은 효과를 낼 수 있다는 것을 확인할 수 있다.

한약으로 배란기능을 향상시킨다

여성이 남성처럼 어깨가 발달되고 키가 크면 여성의 고유기능인 '생산능력' 이 저하되어 임신이 쉽게 이루어지지 않는다. 생물학적으로 남성과 여성을 구분할 때 눈에 보이는 생식기의 차이가 우선이긴 하지만 성호르몬의 구성비도 중요한 조건이 된다. 사람은 남녀 막론하고 여성호르몬과 남성호르몬이 비례적으로 분비되고 있는데 여성은 남성호르몬에 비해 여성호르몬 분비가 훨씬 많고 남성은 그 반대다. 그중에서 특히 에스트로겐과 프로게스타론 같은 여성호르몬은 배란, 임신과 관련이 깊다. 남자처럼 기가 왕성하게 생긴 여성은 배란, 임신과 관련 있는 여성호르몬의 분비가 원활하지 못해 배란기능이 저하되고 난자가 제대로 성숙되지 못하므로 도중에 소멸되는 경우가 많다. 이럴 때 한방에서는 배란기능을 향상시켜주는 난궁종사환이나 종사환 같은 약을 주로 쓴다. 난궁종사환은 몸이 찬 여성에게, 종사환은 몸이 더운 여성에게 가려서 쓴다. 남성과 같이 생긴 여성은 성(性)에 대해 무관심하고 의욕도 없어 부부 사이가 원만하지 못한 경우도 종종 있다. 난궁종사환과 종사환은 여성불감증 치료에도 효과가 매우 좋은 처방이다.

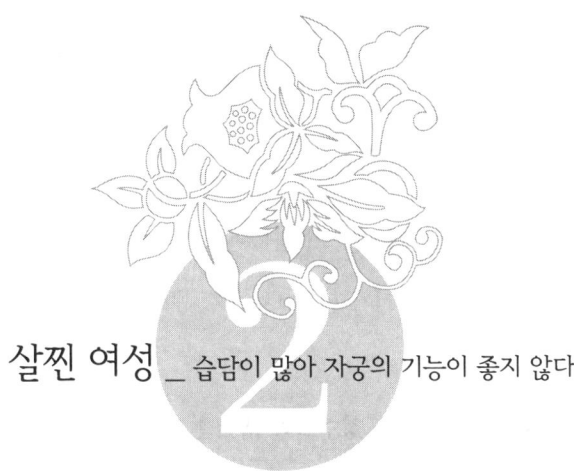

살찐 여성 _ 습담이 많아 자궁의 기능이 좋지 않다

예로부터 비인다중풍(肥人多中風)이라 하여 살찐 사람은 중풍이 많이 온다고 했다. 〈동의보감〉 잡병편에 나오는 말이다. 실제로 살찐 사람은 중풍뿐만 아니라 고혈압이나 동맥경화증, 당뇨병 등의 성인병에 걸릴 확률이 두 배에서 많게는 열 배까지 높다. 몇해 전 세계보건기구(WHO)에서도 비만을 만성질환의 하나로 분류해놓고 있듯이 비만은 각종 질병을 유발하는 병의 예비단계이면서 오랫동안 치료받아야 하는 만성질환 중 하나다. 대개 살이 찌면 배부터 나오는 남성과 달리 여성은 가슴부터 커진다. 그런데 여성 중에서 유달리 아랫배가 살찐 경우를 자주 볼 수 있는데 이런 여성들은 대개 임신이 순조롭지 못한 경우가 많다.

배에 살이 찐 여성은 호흡의 근원인 배꼽 주위에 지방이 과하게 축적된 상태이기 때문에 복부의 율동운동이 힘들어지고 수축이완운동이 제대로 이루어지지 않는다. 따라서 양기가 전신으로 원활하게 공급되지 못해 불임으로 고생을 하게 되는 것이다.

부인병을 다루고 있는 〈전청주녀과 傳靑主女科〉에도 "비위가 허(虛)하고 습담(濕痰)이 왕성하면 외형은 비장(肥壯)하나 내부의 기는 허하므로 습담이 자궁 내에 정체해 오랫동안 누적되면 기름이 넘쳐서 수정이 안 된다"는 말이 나온다. 살찐 여성은 자궁 내에 습담이 왕성해 임신하기가 힘들다는 뜻이다. 복부에는 내부 장기 외에도 자궁, 나팔관, 난소 등 임신과 직접적으로 연관되는 생식기관이 있다. 이 부분에 지방이 과다하게 쌓여 배가 나오면 아랫배가 압박을 받아 순환에 지장이 생기고 임신을 방해하게 된다.

20대 후반의 권씨는 얼굴이 넙적하고 전체적으로 살찐 여성이었는데 특히 아랫배가 눈에 띄게 나와 있었다. 결혼 후 아이가 한번도 들어서지 않아 불임치료센터가 있는 전문병원도 다녀보고 한의원도 몇 군데나 다녔다고 한다. 피부에 윤기가 없어 부석부석하고 얼굴빛 또한 좋지 않았는데 눈 아래가 거무스름한 걸로 보아 습담에 원인이 있는 듯했다.

"병원에서는 특별한 이상이 없다고 하는데 임신도 안 되고 몸상태가 영 안 좋아서요."

"어디가 어떻게 안 좋으십니까?"

"먹어도 소화가 잘 안 되고 속이 항상 더부룩하고 머리도 자주 아파요. 가슴도 시도 때도 없이 두근거리구요."

담음으로 인한 전형적인 증상들이다. 김씨의 경우 살찐 것과 눈밑의 기미 등 형색과 맥상을 종합해보니 원인은 역시 습담에 있었다. 자꾸만 숨이 차고 식후에는 노곤하고 힘이 없어서 자꾸 드러눕고 싶은 것도 습담이 원인이다. 임신이 순조로워지려면 습담부터 없애는 게 우선이다.

도담탕에 당귀, 천궁 등을 체질에 맞게 가감해 투여하고 어느 정도 습담의 증상이 없어진 것을 확인한 후 2차적으로 배란을 정상적으로 유도하기 위한 종사환을 투여한 결과 약을 복용한 지 두달만에 임신이 되었다.

배에 살이 찌면 우선 외모만을 생각해 식사를 거르거나 특정한 음식물만을 먹는 등 다이어트를 생각하기 쉽다. 그러나 임신과 출산을 앞둔 여성이라면 복부 비만이 곧 불임으로 이어진다는 것을 명심하고 적절한 식이요법과 꾸준한 운동으로 뱃살을 빼는 것이 좋다. 더불어 비만으로 인한 불편한 증상들이 많아지면 증세가 악화되기 전에 한방치료를 통해 비만의 원인을 제거해야 한다.

사례 4　배에 살이 찐 경우 _ "늘 머리가 무겁고 콧물이 나요"

김씨는 26세로 기와 혈이 모두 왕성해 통통하게 살이 찐 전형적인 양명형으로 생긴 여성이었다. 양명형의 여성은 대개 배와 유방이 발달한 게 특징이다. 김씨는 임신 초기쯤 돼보이게 아랫배가 두둑했다.

결혼한 지 2년 되었는데 한번도 임신이 된 적이 없다고 했다. 담음증상을 보였지만 평소 감기에 자주 걸리고 머리가 묵지근한 것 말고는 증세가 심하지 않다고 한다. 집안 어른들이 하도 성화를 해 불임치료를 받기로 결심을 했지만 정작 본인은 임신보다는 뱃살을 뺐으면 좋겠다고 한다.

"아직 결혼한 지 2년밖에 안 되서 그런지 남편이나 어른들이 임신, 임신하는 게 스트레스로 다가와요. 제 맘대로 되는 것도 아니고, 언젠가는 임신이 될 텐데 그때까지는 기분 좋게 살고 싶어서요. 살 좀 빠지게 해주세요. 네?"

"언젠가는 임신이 될까요? 환자분의 경우 뱃살이 지나치게 많은 것이 불임의 원인인 듯싶습니다."

얼핏 놀라는 눈치다. 워낙 먹는 것을 좋아하고 밥만 먹으면 누워서 소화가 다 될 때까지 쉬는 체질이라 살이 찌겠거니 했는데 불임의 직접적인 원인이 된다니 조금은 긴장이 되나보다.

"살도 빠지고 임신도 되면 더할 나위가 없겠죠. 처방해드린 약을 꾸준히 드시고 임신이 될 수 있도록 열심히 노력해봅시다."

김씨에게는 도담(導淡)시켜 습담을 제거하고 살을 뺄 목적으로 도담탕에 당귀, 황련, 천궁을 가감해 투여했는데 반갑게도 임신이 되었다.

〈단계심법〉에도 "아기가 없는 부인이 여위고 겁약한 증은 자궁이 건삽(乾澁 마르고 영양이 부족한 것)해서 그러한 것인데 마땅히 음혈(陰血)을 길러야 하므로 사물탕에 향부자, 황금을 가해서 쓰고, 너무 비만해 몸의 기름이 자궁에 가득 차서 넘치는 증은 마땅히 습을 운행하고 담을 제거해야 하니 남성, 반하, 천궁, 활석, 방기, 강활을 쓰고 또 도담탕을 쓰기도 한다"고 되어 있다.

몸이 비만한 사람은 습담이 왕성해 자궁 안에 오랫동안 정체되는 경우가 많다. 이렇게 되면 자궁이 지방화되어 임신이 되지 않는다. 이진탕, 도담탕으로 직접 습담을 없애기도 하고 경우에 따라서는 기를 돋우거나 비위(脾胃)를 보하면서 간접적으로 습담을 치기도 한다. 이럴 때는 이진탕이나 보중익기탕이 잘 듣는다.

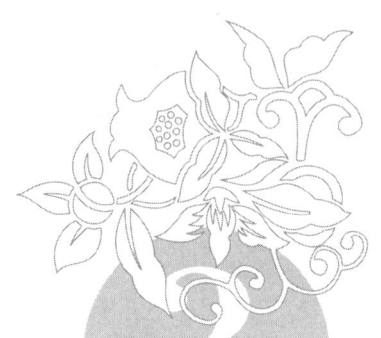

마른 여성 _ 음혈이 부족해 임신하기 힘들다

 체질이 뚱뚱해서 물만 먹어도 살이 찐다고 하소연하는 사람이 있는가 하면 먹고 싶은 만큼 먹는데 여간해서 살이 안찌는 것이 불만인 사람도 있다. 살은 별로 없으면서 뼈 위주로 생긴 사람을 한의학에서는 혈허유화형 또는 음허형, 담체라고 한다. 여성은 살이 찐 편보다는 마른 편이 더 여성적이긴 하지만 지나치게 마른 여성도 임신하기가 힘들다.

 담체형의 사람은 대개 얼굴이 길면서 하관이 뾰족하게 빠졌으며 몸집은 작지만 팔다리가 긴 것이 특징이다. 몇년째 똑같은 체중을 유지할 정도로 여간

해서는 체중 변화가 일어나지 않는다. 저렇게 마른 사람이 어찌 그렇게 기운은 좋으냐는 소리 들을 만큼 부지런하고 잠시도 몸을 가만히 놔두질 못한다. 이런 사람은 운동을 해도 별로 땀을 흘리지 않으며 잠도 적은 편이다. 대신 유난히 예민해서 자다가 옆사람이 돌아눕는 소리에도 잠이 깰 정도다. 여성이 너무 마른 것을 음혈이 부족하다고 하는데 음혈이 부족하면 임신하기가 힘들다. 거름과 수분이 부족한 땅에서 꽃이 피고 열매 맺기가 힘든 것과 같은 이치다. 생긴 대로 병이 온다는 차원에서 보면 마르고 여윈 담체형의 여성에게는 음혈이 부족한 것이 불임의 원인이므로 음을 보충하고 혈을 기르기 위한 처방을 한다.

사례 5 너무 마른 경우 _ "8개월 된 태아가 유산되었어요"

대전에 사는 고씨는 30세 되던 해에 처음 내원한 때부터 지금까지 꾸준히 병원을 찾는다. 아이가 감기 기운이 있거나 식구 중에 몸이 불편한 사람이 있으면 자주 들르곤 하는데 늘 반가운 웃음으로 인사를 건넨다. 하지만 5년 전 불임치료를 위해 병원을 찾아온 그때는 그야말로 웃음기라고는 전혀 찾아볼 수 없는 심각한 상황이었다.

"작년에 한번, 재작년에 한번 이렇게 두 번 유산된 적이 있어요."

벌써부터 눈가가 촉촉해지는 것을 보니 더 이상 묻기가 미안할 정도다. 첫임신 때는 양수가 줄어들면서 8개월 동안 잘 자란 아이가 뱃속에서 사산이 되었다고 한다. 그 이듬해 임신한 아이는 3개월 되던 무렵 양수가 새는 기운이 있어서 급히 병원에 갔더니 이미 유산된 상태였다고 한다.

고씨는 얼굴이 검으면서 코가 크고 강한 형상으로 새가슴에다가 팔다리가 가늘고 긴 전형적인 담체형이었다. 몸이 너무 마른 것과 손발이 찬 것을 불임의 원인으로 보고 음혈지부(陰血之部)인 자궁을 튼튼하게 해줄 목적으로 제음단을 처방해주었다. 약을 복용하고 처음 나타난 증상은 손발이 따뜻해지면서 생리가 정상으로 돌아온 것이었다. 과연 얼마 지나지 않아 임신이라는 기쁜 소식을 들을 수 있었다. 두 차례의 유산 끝에 힘들게 된 임신이라 본인은 물론 가족들 모두 살얼음판을 디디는 것처럼 조심스러웠나보다. 자주 전화를 걸어와 임신 중 나타나는 증상을 상담했다. 너무 신경 쓰면 태아에게 더 좋지 않으니 약을 잘 먹고 편안한 마음을 가지라고 했다. 그러나 임신 32주 정도에 이르러 뜻밖에도 좋지 않은 소식을 듣게 되었다. 정기검진을 받으러 병원에 갔다가 전치태반 진단을 받은 것이다. 출산까지는 다소 여유가 있었지만 만약의 경우 제왕절개수술을 할 수도 있고 수술 후에도 출혈이 많아질 수 있다는 말을 전하며 고씨는 매우 속상해했다.

정상적이라면 자궁의 위쪽에 자리잡고 있어야 할 태반이 아래로 내려와서 자궁구의 일부분을 막고 있는 것이 전치태반이다. 산모의 기혈을 고루 보하는 팔진탕을 체질에 맞게 가감해서 처방했더니 걱정과 달리 무사히 출산에 성공할 수 있었다. 마른 사람은 신체적으로 피가 부족하기 때문에 자궁의 기능이 위축되고 자궁으로 들어오는 혈액이 순환되지 않아 불임이 오는 경우가 많다. 월경의 양이 적거나 전혀 나오지 않는 등 생리도 정상적이지 못하다. 특히 마른 사람은 화(火)가 많으므로 화가 쌓이지 않도록 마음을 편안하게 가지는 것이 중요하고 정수(精水)를 보해 화를 제거하는 처방을 해주는 것이 좋다.

사례 6 너무 마른 경우 _ "인공수정을 7회나 했는데도 소식이 없어요"

35세의 양씨는 결혼생활 7년 동안 인공수정을 일곱 차례나 받았지만 임신이 되지 않아 거의 포기한 상태에서 친척의 소개로 내원했다.

제법 마른 체격으로 피부에 윤기라고는 하나도 없이 거칠거칠하고 건조해보였다. 몸이 마른 것은 음혈이 부족함을 뜻하며 양씨의 경우도 임신에 필요한 혈이나 진액이 원활하게 공급되지 못한 것이 불임의 원인이었다. 피부가 거칠고 윤기가 없는 것은 자궁이 건삽하고 거름이 부족한 것과 마찬가지다. 메마르고 영양가 없는 땅에서 식물이 자라기 힘든 것처럼 자궁의 상태가 건강하지 못하니 건강한 정충이 들어와도 뿌리를 내리고 살 수가 없는 것이다.

양씨에게는 음을 보충하고 혈을 기르기 위해 사물탕에 향부자와 황금을 가해 투여했다. 얼마 지나지 않아 몸의 기혈이 정상적으로 운행되면서 약을 투여한 지 3개월만에 임신에 성공했다.

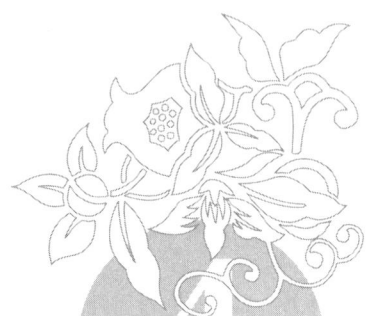

몸이 찬 여성 _ 한증은 대표적인 불임의 원인이다

결혼 7년 동안 아이가 없어 고생하던 윤씨는 멀리 부산에서 올라와 치료를 받았다. 이 환자는 결혼 초 자연유산이 한번 된 후 임신이 되지 않아서 전국의 이름난 산부인과는 물론 한방치료까지 모든 방법을 다 동원했다. 윤씨는 손발이 매우 찬 것이 특징이었다. 평소에 허리와 옆구리가 자주 결리고 아프며 생리 일주일 전부터 생리몸살을 하는 것도 손발이 찬 것이 원인이었다. 〈동의보감〉에도 "손이 차면 배가 차다"고 했는데 결국 손발이 차서 임신이 되지 않는 것으로 진단해 오적산과 백자부귀환을 투여한 결과 바라던 아이를 얻게 되었다.

여성이라면 한번쯤은 몸이 차면 임신이 잘 되지 않는다는 말을 들어보았을 것이다. 몸이 차다 또는 냉하다는 말은 한사(추위나 찬 기운이 병을 일으키는 것)가 몸에 들어와 있다는 뜻이다. 한의학에서는 병의 원인을 6가지의 자연현상으로 설명한다. 이것을 육음(六淫)이라고 하는데 풍(風 바람), 한(寒 찬 기운), 서(暑 후덥지근한 기운), 습(濕 습한 기운), 조(燥 건조한 기운), 화(火 뜨거운 기운)를 가리키는 말이다. 이중에서 한은 겨울의 주요 기운으로 대개 풍사와 쉽게 결합하기 때문에 풍한사라는 말도 자주 쓰인다.

날씨가 추우면 몸이 저절로 웅크려지게 된다. 이와 마찬가지로 한사가 몸에 침입하면 기와 혈이 수축되면서 경락을 따라 정상적으로 운행하지 못한다. 배와 손발에 흐르는 경락에 기와 혈이 제대로 통하지 않으면 배가 차지고 수족이 냉해진다.

옛 의서에는 "태아가 들어 있는 곳을 애기집(子宮)이라고 하는데 포에 찬 기운이 있으면 아이를 낳지 못한다"는 말이 나온다.

배가 차면 왜 임신이 되지 않을까? 쉬운 예로 농부가 씨앗을 논에 바로 심지 않고 모판에 모종을 심었다가 나중에 모내기를 하는 것을 생각해보자. 씨앗은 너무 춥거나 덥지 않고 습하거나 건조하지 않은 적당한 온도와 습도를 갖춘 상태에서만 발아할 수 있다. 그래서 모판이라는 최적의 발아환경을 만들어주었던 것이다. 얼어붙은 땅에서 씨앗이 건강하게 싹틀 수 없는 것처럼 차가운 뱃속에서 태아가 건강하게 자랄 수 없는 것은 당연한 이치다.

아랫배가 냉하면 자궁과 난소 등 뱃속의 부속기관들이 냉하게 되고 기능이 저하되어 임신이 어려워진다. 자궁 안이 너무 차면 정충의 활동력이 떨어지고 수정란이 제대로 자랄 수가 없다. 또 만약 임신이 되더라도 태아가 제대로 자라지 못하고 유산되는 경우가 많다. "자궁이 후굴되었다, 나팔관이 유착되었거나 꼬였다, 원인 없이 정액이 흘러나와 임신이 되지 않는다"면서 상담을 청하는 사람들 중에는 배가 냉한 것이 원인이 되는 경우가 많다.

이렇게 몸이 찬 사람은 몸을 적절하게 덥혀주는 치료를 해야만 아랫배나 수족의 냉증이 호전되고 점차 자궁의 기능이 좋아지면서 임신하기에 수월한 몸이 된다.

한방에는 부침승강(浮沈升降)이라는 이론이 있다. 이 말은 우리 인체가 제대로 균형을 잡지 못하고 있다는 뜻으로 너무 차거나 너무 덥거나, 또는 한쪽이 잘 발달된 반면에 다른 한쪽은 발달이 부진해 균형을 이루지 못하고 있는 인체를 바로 잡아 평형이 되게 하는 한방의 치료방법이다. 몸이 찬 것도 부침승강의 이론에 맞춰 조절해야 한다. 몸이 냉할 때는 따뜻한 성질의 약으로 온냉(溫冷)의 열도를 조절해주면 전신의 건강상태도 좋아지면서 임신이 잘 된다.

사례 7 배가 찬 경우 _ "1년 동안 유산을 세 차례나 했어요"

　결혼을 앞둔 젊은 여성이라면 반드시 배 주위를 따뜻하게 해주어야 한다. 예로부터 한방에서는 배, 특히 배꼽 주변을 기와 정이 가장 많이 괴어 있는 곳으로 보았다. 이 부분은 '생기의 근원'이라 해서 매우 중요하게 여겼기 때문에 옛날에는 배꼽을 만지거나 씻는 일까지도 삼가할 정도였다. 〈의학강목〉에는 "배꼽에 소금뜸질을 한 후 합방을 하면 아들을 낳는다"는 말이 나온다. 이는 불임의 근본이 되는 냉을 없애고 배꼽둘레에 양을 채운다는 의미에서 시행했던 것으로 보인다. 〈동의보감〉에는 "배꼽에 뜸을 뜨거나 약쑥잎을 가루내어 솜에 싸서 배꼽위에 놓고 다리미불로 찜질을 하면 월경이 고르지 못한 것이 낫고 아이를 갖게 된다"고도 했다.

　윤씨는 눈꼬리와 코가 올라간 태양형의 여성으로 1년 전 절박유산을 한 차례 한 후 불과 몇달 간격으로 두 번의 유산을 겪었다. 한해에 세 번씩이나 유산을 한 셈이다. 손발과 배가 차고 생리주기가 자꾸 늦어지는 증상이 있었다. 특히 매핵기(梅核氣)라 하여 목에 가래가 걸린 듯 불편한 증세가 심했다. 목에 나타나는 대부분의 증상은 화에 의한 것이 많으므로 윤씨의 경우 칠정상과 몸이 냉한 것을 불임의 원인으로 보고 조경종옥탕을 처방했다. 유산 경험이 많아 걱정을 했는데 비교적 순조롭게 임신이 되었다. 그런데 임신 6주 무렵 과거에 절박유산할 때와 마찬가지로 배를 콕콕 찌르는 듯이 아프고 갈색 분비물이 나온다고 급히 내원하였기에 아기가 편안하게 안태할 수 있는 안태약을 처방해주었다. 그 결과 무사히 임신기간을 보내고 제왕절개로 무사히 출산을 맞을 수 있었다.

옛날 우리 어머님들은 아무리 더운 삼복중에도 배만은 얇은 천으로 덥고 자야 한다고 말씀하셨다. 비록 의서에 나온 것처럼 명확한 근거를 제시했던 것은 아니었지만 오랜 생활의 경험을 통해서 배가 차면 소화기계통이 불편해지고 여성의 경우 임신과 출산이 순조롭지 못하다는 사실을 통찰한 지혜가 놀라울 따름이다.

사례 8 배가 찬 경우 _ "생리가 검붉은 덩어리로 나와요"

"오후만 되면 피곤하고 아침에도 일어나기가 너무 힘들어요. 아랫배가 굉장히 차고 묵직하게 느껴지구요. 손발도 찬 편이고 추위도 많이 타요."

35세의 정씨는 다짜고짜 사는 게 사는 것 같지가 않다고 했다. 얼굴이 검고 코가 길게 내려와 있으며 눈꼬리가 올라간 형상의 정씨는 불임과 불면증으로 마음고생이 이만저만이 아니었다.

"생리가 늦어진다고 했는데 생리혈이 덩어리져 나오지 않습니까?"

"맞아요. 마치 선지처럼 뭉클뭉클한 것이 많이 나와요. 냉도 많은 편이구요."

"아랫배가 차고 전체적으로 몸이 냉한 환자분 같은 경우에는 생리혈이 검붉은 덩어리로 나옵니다. 불임을 치료하려면 우선 몸부터 따뜻하게 덥혀주는 것이 우선이니까 약을 잘 써보도록 합시다."

아랫배가 묵직하면서 거북한 것도 배가 차서 오는 증상이었다. 이 환자에게는 우선 이중탕을 처방했다. 가장 먼저 나타난 증상은 생리가 제대로 돌아온 것, 차츰 아랫배가 따뜻하게 온기가 돈다고 하기에 백자부귀환을 복용케 했고 그후 수월하게 임신이 되었다.

또 한사람 27세의 박씨는 코가 아래로 내려붙은 여성이었다. 코가 내려간 사람은 대개 배가 찬 경우가 많다. 아직 나이가 있으니까 임신은 고사하고 우선 허리 아프고 소화 안 되는 거라도 좋아졌으면 하는 마음으로 한의원을 찾았다고 했다. 맥이 깊이 가라앉아 있고 천천히 뛰는 침지맥을 보이고, 생리가 점점 늦어지고 있음을 볼 때 한증이었다. 생리가 자꾸 빨라지는 것은 열증(熱症)이고 점점 늦어지는 것은 한증(寒症)이다. 쉽게 말해 월경이 늦어지는 사람은 몸이 차기 때문이고 월경이 빨라지는 사람은 몸이 덥기 때문이라는 것이다. 나중에 월경편에서 자세히 설명하겠지만 임신을 앞둔 여성이 생리가 늦어지고 빨라지는 것을 대수롭게 여겨서는 안 된다. 환자가 여드름이 많이 나는 것도 몸이 찬 것으로 인한 담음의 증상이므로 통경사물탕과 제양단을 투여해 임신이 되었고 자연스럽게 얼굴에 난 여드름도 사라졌다.

사례 9 손발이 찬 경우 _ "시험관아기 시술을 여섯 차례나"

32세의 정씨는 코가 올라가고 눈썹이 진하며 눈꼬리가 올라간 기과의 여성으로 결혼 3년이 되었는데 아이가 없어 내원했다. 그동안 시험관아기 시술을 여섯 차례나 했고 1년 전에는 9주 된 태아가 계류유산된 경험이 있다고 했다.

"생리는 정상적으로 하십니까? 참, 초경은 언제 하셨나요?"

"글쎄요. 한 열세 살 정도에 했던 것 같아요. 그리고 생리는 별 이상이 없는데 평소에는 젖이 나오는 게 좀 이상해요."

정상적인 초경은 열네 살에 하는 것이 좋다. 1년이라도 먼저 시작했다면 그것은 여성에게는 흠이 된다. 정씨의 경우 수족이 냉하고 어제가 푸른빛을 띠고 있는 것으로 보아 몸이 찬 것을 불임의 원인으로 보고 제음단을 처방했다. 제음단을 복용하고 몇달이 지나서 임신이 되었는데 임신 초기에 유산기가 있다고 해서 다시 약을 지으러 왔다. 과거에 유산된 경험도 있고 하도 어렵게 가진 아이라서 산모의 얼굴이 새파랗게 질릴 정도로 놀란 것 같았다. 안태약인 금궤당귀환을 지어주었고 무사히 출산을 했다.

손발이 찬 여성이 임신에 성공한 사례는 많다. 28세의 전씨 역시 손발이 차고 어제가 푸른 여성으로 결혼한 지 2년 6개월 동안 아이가 없다고 했다. 손발이 차고 어제가 푸른 여성은 열이면 열 모두 몸이 차고 아랫배가 냉한 것이 특징이다. 인공수정도 한차례 시도했지만 임신이 되지 않았다고 한다. 유산한 경험은 없었지만 생리가 없는 기간에도 유즙이 분비되는 것으로 보아 자궁에 이상이 있다고 판단해 백자부귀환을 처방, 임신한 경우다.

코와 눈꼬리가 올라가고 입 위주로 생긴 김씨는 결혼한 지 2년이 지나도록 아이가 없어 내원했다. 자궁내막증이 있어서 산부인과에 다니며 석달 동안 치료를 했다고 한다. 역시 손발이 매우 찼으며 생리통과 요통이 무척 심하다고 했다. 백자부귀환으로 손발을 따뜻하게 덥혀주자 곧 임신이 되었다.

임신하려면 배꼽티는 금물!

배꼽을 내놓는 짧은 윗옷이나 허벅지를 간신히 가리는 미니스커트는 여성냉증의 주범이다. 자궁에 가까운 부위일수록 차가운 기운에 노출되면 냉증으로 인한 불임으로 고생하기가 십상이다. 특히 생리중일 때는 자궁 주위의 체온을 떨어뜨려 생리가 고르지 못하게 되고 생리통도 더 심해진다. 여성들은 더운 여름철에도 자궁 주변만은 따뜻하게 해주는 게 좋다.

여성의 하복부와 엉덩이 부근에는 남자보다 많은 피하지방이 있다. 자궁과 난소 등 여성생식기를 보호하기 위한 자연스러운 섭리다. 그런데 이 지방은 한번 차가워지면 여간해서 데워지지 않으며 또한 한번 데워지면 잘 식지 않는 보온보냉의 특성을 갖고 있다. 자궁 주변이 찬 기운에 과다하게 노출되면 지방층을 통과하는 혈액이 냉해지고 자궁과 난소 등의 내생식기 역시 차가워지는 것이다. 이렇게 생긴 냉증은 서양의학에서는 인정하지 않는 진단명이기 때문에 진단이나 치료가 쉽지 않다. 또한 냉증은 곧 불임으로 이어지기도 한다. 남성의 경우에도 청바지처럼 꽉 쪼이는 옷이 고환의 온도를 올리고 통풍을 방해해 정자생성에 악영향을 끼칠 수 있다.

옛날 여인들은 하복부를 따뜻하게 하기 위해 옷 속에 고쟁이를 입었고 남자는 바지 밑에 대님을 매어 바람이 들어오는 구멍을 막았다. 부엌일을 할 때 불 지핀 아궁이에서 나오는 원적외선은 여성들의 아랫도리를 따뜻하게 해주어 자궁의 탈을 막아주는 역할을 했다. 여성의 아랫도리는 따뜻해야 한다. 아름다운 것도 좋지만 임신과 출산의 과정을 겪어야 하는 여성은 건강을 이보다 우선 순위에 둘 줄도 알아야 한다.

사례 10 산증인 경우_"위장병이 끊이지 않아요"

산증은 생식기질환의 일종인데 여러 가지 원인으로 차가운 기운이 엉켜서 나타나는 증상이다. 산증이 있으면 손발과 아랫배가 냉하며 허리띠를 매는 부위, 즉 아랫배와 허리 옆구리가 빙 둘러가며 아프고, 어깨에 통증이 있고 심장이 차가운 얼음으로 찌르는 것처럼 아프다. 오한과 발열이 교대로 일어나면서 땀을 흘리거나 대소변이 시원찮고 아랫배에 덩어리가 만져지기도 한다.

그밖에도 흔히 볼 수 있는 탈장, 음낭의 통증, 음낭의 크기가 다른 것, 생리 때에 음부가 빠져 나가는 것처럼 아픈 현상, 하복부에 원인모를 덩어리, 좌골신경통, 허리디스크, 복통과 소화불량 등이 모두 산증에 속한다. 산증은 불임의 직접적인 원인이 된다. 이때는 반총산, 오령산, 난간전, 당귀사역탕이 잘 듣는다. 다만 산증에는 아무리 훌륭한 치료를 하더라도 성생활을 과도하게 하거나 고량후미(기름지고 진한 음식)를 즐긴다면 아무런 효과가 없다.

30세의 서씨는 기과로 생긴 여성으로 관골 부위에 기미가 낀 형상이었다. 1년 전 임신 7주 무렵에 자연유산을 했는데 손발이 매우 찼다.

"임신도 임신이지만 위장이 나빠서 걱정이에요. 병원에서 위염 진단을 받았거든요. 소화도 안 되구요."

"손발이 찬 것은 아랫배가 차기 때문입니다. 불이 약하면 쌀이 설익죠?

마찬가지로 아랫배가 차니까 소화가 힘들죠. 이럴 때는 하초기체 현상을 풀어주지 않으면 소화제를 아무리 써도 효과가 없습니다."

"그럼 변비와 설사를 교대로 하는 것도 나을 수 있을까요?"

"아마 좋아질 겁니다."

"그래도 저는 임신이 더 급한데요."

"환자분 같은 경우에는 지금 당장 임신이 된다고 해도 말려야 할 입장입니다. 차가운 뱃속에서 아이가 어떻게 열 달을 견딥니까? 일단 몸의 불편한 증상들을 없애주면 자연스럽게 임신은 뒤따르는 법이니 차근차근 치료를 해봅시다."

서씨의 경우 전형적인 한산증(寒疝症)으로 보고 하초의 기체현상을 풀어주기 위해 반총산을 투여했다. 그후 얼마 지나지 않아 임신이 되어 상당히 기뻐했다.

27세의 남씨 역시 산증이 불임의 원인이 된 경우다. 결혼한 지 2년 6개월이 된 남씨는 코가 들리고 눈꼬리가 올라간 태양형에다 얼굴이 각진 기과의 여성이었다. 목구멍에 뭔가 걸린 듯이 답답하고 허리가 아프며, 생리가 자꾸 늦어지더니 요즘에는 한달 반만에 생리를 한다고 한다. 맥과 증상을 종합해 본 결과 담음으로 인한 산증이라고 보고 반총산을 투여한 결과 딱 한제를 먹고 바로 임신이 되었다.

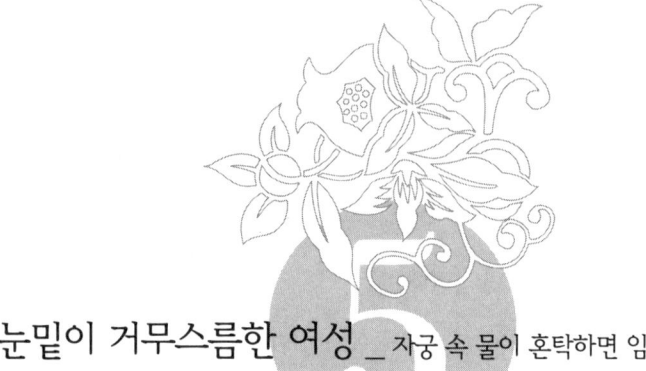

눈밑이 거무스름한 여성 _ 자궁 속 물이 혼탁하면 임신이 힘들다

눈밑이.거무스름하다는.것

    눈밑의 도톰한 부분을 와잠(臥蠶)이라고 하는데 말 그대로 누에고치가 옆으로 누워있는 것같이 생겼다고 해서 붙은 이름이다. 이 부분이 마치 그을음을 묻혀놓은 것같이 거무스름하면 체내에 담음(痰飮)이 있다는 표시다.

    담은 인체 내의 진액(津液)이 탁해진 것이고 음(飮)이란 물을 마신 것이 온몸으로 흩어지지 못하고 혼탁해져서 병이 된 것이다. 담은 걸쭉하고 탁하며 음은 묽고 말갛다. 원인과 증상, 부위에 따라 담은 풍담, 한담, 습담, 열담,

조담으로, 음도 유음, 현음, 지음 등으로 나뉘기도 한다. 즉 담음이란 에너지가 되어야 할 체내의 진액이 더러워진 것으로, 기(氣)의 흐름이 순조롭지 못해 생긴 일종의 수독(水毒 수분대사장애가 원인이 되는 병적 요인)질환이라고 할 수 있다.

이 담음이 있으면 눈밑이 어두컴컴하게 변하고 피부도 거칠어진다. 위장에 담음이 있으면 뱃속이 더부룩하고 꾸르륵거리면서 물이 출렁거리는 느낌이 있다. 소화도 안되고 자주 메슥거려 헛구역질도 잦다. 담음이 가슴 부위에 있으면 이유 없이 두근거리고 꽉 막힌 듯한 느낌이 들며 얼굴이 갑자기 달아올랐다 식었다 하고 눈앞이 어질어질하기도 한다. 온몸이 여기저기 쑤시고 저리며, 소변이 잦고 막상 소변을 봐도 시원찮다. 배꼽과 명치 중간을 눌러보면 압통이 느껴진다.

이외에도 속쓰림, 두통, 견비통, 요통, 변비, 귀울림, 기침 등 많은 질환들이 담음과 관련이 있다. 담음은 십병구담(十病九痰)이라 하여 "10가지 병 가운데 9가지는 담음으로 인한 것이다"라는 말도 있을 정도로 가히 만병의 근원이라고 할만하다.

담병은 신경을 많이 쓰거나 너무 뜨겁거나 찬 음식을 먹었을 때, 성관계가 과도했을 때에도 발생하고 비장에서 진액을 온몸으로 퍼뜨리는 기능이 원활하게 이뤄지지 않았을 때도 생긴다. 불임증도 마찬가지다. 자궁 속의 물이 혼탁해지면 정충이 살기가 어려워 임신이 힘들어지고 만약 임신이 되더라도 자연유산이 될 가능성이 많다.

사례 11 눈밑이 거무스름한 경우_"구역질할 때마다 임신인 줄 착각해요"

불임 때문에 병원을 찾는 여성들을 보면 생각보다 눈밑이 거무스름한 경우가 꽤 많다. 위에서도 말했듯이 이런 환자들은 대부분 여러 가지 담음의 증상들로 고통을 호소한다.

결혼 4년째의 김씨도 속이 메슥거리고 자주 구역질이 난다고 했다. 불임으로 온갖 치료를 다했지만 뚜렷한 원인이 없다는 말만 들은 모양이다. 생리가 불규칙하게 나왔기 때문에 구역질이 날 때마다 혹시 임신이 아닐까 기대했다가 실망한 적이 한두 번이 아니라고 했다. 평소에 냉이 심한 편이었으며 그밖에 특별한 증상은 없었다. 눈밑이 컴컴하고 속이 메슥거리고 헛구역질이 잦은 것이 담음의 증상과 일치했으므로 자궁의 물이 혼탁해 임신이 안되는 것으로 보고 조경산(調經散)을 체질에 맞게 가감해 투여했다.

김씨에게는 특히 익히지 않은 날음식(생선회, 육회, 생채소, 과일)을 많이 먹지 말아야 하고 차가운 음료수와 기름진 음식을 금해야 아기를 가질 수 있으니 꼭 주의하라고 당부했다. 약을 복용하고 가장 먼저 찾아온 변화는 냉이 줄어들고 안색이 몰라보게 환해진 것인데, 하루가 다르게 증상이 좋아지더니 마침내 임신을 했고 무사히 건강한 아이를 낳았다.

27세의 임씨도 비슷한 경우다. 결혼생활 2년 동안 한번도 임신된 적이 없는 것도 문제였지만 배에 가스가 찬 것처럼 항상 답답하다며 몸에 이상이 없는지를 물었다. 머리가 크고 피부가 검은 편인 임씨 역시 눈밑이 거무스름한 담음의 형상을 보였다. 배와 함께 가슴도 답답하며 목에 뭐가 걸린 것처럼 불편해 하루를 지내기가 힘들다는 것이다.

특이하게도 임씨는 눈밑과 함께 치아가 검은 것이 눈에 띄었다. 치아가 검은 것은 곧 신장이 좋지 않다는 뜻이다. 서양의학에서 볼 때 신장은 단순히 오줌을 걸러내는 비뇨기관에 불과하지만, 한의학에서는 생리적인 기능뿐 아니라 정기를 만들어내고 사람의 생식을 주관하는 매우 중요한 장기다. 임씨에게는 맥과 증상을 종합해 조경종옥탕을 처방했다. 다행히 효과가 매우 좋아서 곧 임신이 되었다.

눈꼬리가 올라가 있다

여성은 눈꼬리가 약간 내려가고 코끝이 살짝 들려있는 것이 건강한 형상이다. 눈꼬리가 위로 올라간 사람들은 성격이 매우 예민하고 섬세하다. 예민한 성격 때문에 감정의 기복도 꽤 심한 편이다. 이런 사람은 칠정에 의한 병이 잘 온다. 칠정(七情)이란 것은 인간의 보편적인 감정인 기쁨, 화냄, 우울함, 슬픔, 놀람, 공포감, 지나친 생각을 말하는 것인데 이것이 정도를 너무 지나치면 오장육부에 화(火)가 생겨서 병으로 발전할 수 있다. 현대의학에서 스트레스성 또는 신경성이라고 부르는 질환들이 칠정병에 해당한다. 원래 여성은 기질적으로 남자보다 예민한 존재이기 때문에 칠정에 의한 병이 많다. 눈꼬리까지 올라간 형상이면 칠정으로 몸을 더욱 상하기 쉽다. 임신이 잘 되지 않는 것도 같은 이유 때문이다. 심리적 원인으로 인한 불임은 현대의학에서는 각종 검사를 통해서도 밝혀지지 않아서 '원인불명'으로 진단하는 경우가 많은데 한의학에서는 비교적 순조롭게 치료되는 경우가 흔히 있다.

눈꼬리가 올라간 여성은 기(氣)가 제대로 돌지 못하고 막혀서 가슴이 답답한 증상을 보이기도 하며 뒷목이 뻣뻣하면서 목에 뭔가가 걸린 듯 불편하다고 호소하기도 한다. 이런 경우에는 가슴의 화를 우선 풀어주면서 자궁을 튼튼히 하는 치료를 해야 임신을 할 수가 있다.

사례 12 눈꼬리가 올라간 경우_"소화가 안 되고 가슴이 답답해요"

눈꼬리가 올라가 있는데다 코가 짧아서 콧구멍이 보이는 여성은 감성이 풍부해 예술 방면에 소질이 뛰어나다. 30대 초반의 조씨는 아파트 주변 상가 내에서 유명한 홈패션 전문점을 하고 있는 여성이었다. 원래 산업디자인을 전공하고 직장생활을 하다가 결혼 후 소일거리로 시작한 취미가 그대로 직업이 되어버린 것이다.

주인이 워낙 감각이 뛰어나다고 소문이 나서 다른 지역에서도 일부러 찾아올 정도라고 했다. 그런데 정작 본인은 결혼 5년이 넘도록 임신이 되지 않아서 이 병원 저 병원을 전전하고 있었다.

"남편은 아예 가게를 정리하라고 난리예요. 아이를 택하든지 일을 택하든지 둘 중 하나를 결정하라구요. 사실 저는 일하는 게 별로 힘들지도 않고 재밌거든요. 그런데 임신이 자꾸 늦어지니까 정말 그만둬야 하는 게 아닌가 망설여져요."

눈꼬리가 올라간 사람들은 감성이 쉬 예민해지고 화(火)가 많기 때문에 집안에만 있게 되면 오히려 병이 잘 생기는 체질이다. 조씨 역시 기분이 굉장히 좋았다가 갑자기 나빠지는 등 조울증을 호소했다.

"일이 힘들지 않다면 계속 하는 것도 좋습니다. 돌아가시면 약을 잘 드시고 마음을 항상 즐겁게 가지세요. 곧 좋은 소식이 올 겁니다."

감정의 변화는 자궁의 기능에도 영향을 많이 끼친다. 조씨처럼 감정의 기복이 심한 여성에게는 칠정에 의한 불임을 치료하는 조경종옥탕이 잘 듣는다. 목에 뭔가 걸린 것 같이 답답하고 소화가 안 되며, 가슴과 옆구리가 답답하고 명치가 아프다고 했는데 이런 증상들은 대부분 심화(心·火)에서 오므로 조경종옥탕을 쓰는 경우가 많다.

약을 복용한 후 얼마 안 있어 조씨가 들뜬 목소리로 전화를 걸어왔다. 생리가 고르지 않아서 주기가 들쑥날쑥한 것이 정상으로 돌아왔고 명치의 통증이나 가슴이 답답한 증세가 상당히 좋아졌다는 것이다.

몸이 차츰 좋아지고 있다는 것은 아이를 갖기 위한 자궁의 기능이 점차 향상되고 있다는 것을 의미한다. 과연 얼마 지나지 않아 임신이 되었고 건강한 아들을 출산했다.

눈이.쑥.들어가.있다.

서양인처럼 눈이 안쪽으로 쑥 들어가 있는 사람이 있다. 간혹 서구적으로 보인다고 해서 이런 눈을 선호하는 여성들도 있는 모양이다. 미용 면에서는 어떨지 모르지만 한방에서는 그다지 좋은 형상으로 보지 않는다. 이렇게 눈 주변이 움푹 들어가 있는 사람은 '궐음형'이라고 하는데 이런 사람들은 추위를 유난히 많이 탄다. 그래서 날씨가 조금만 추워도 쉽게 몸이 상하고 찬물이나 얼음을 만지면 두드러기가 일어나기도 한다. 몸이 쉽게 냉해지기 때문에 불임으로 고생하는 경우가 상당히 많다. 따라서 궐음형인 여성이 불임으로 고생을 하고 있다면 무엇보다 몸을 따뜻하게 해주는 것이 우선이다. 몸이 따뜻해야 온몸의 기혈이 순조롭게 운행을 하게 되고 자궁의 기능도 좋아져서 임신이 되는 것이다.

궐음형으로 생긴 33세의 김씨는 결혼생활 5년 동안 유산을 두 번이나 했다. 각각 3주와 9주된 태아를 계류유산했으니 마음이 상한 것은 두말 할 나위도 없지만 자궁의 상태가 온전할 리가 없다. 김씨는 생리양이 매우 적고 생리 전에 유방통이 있다고 했다. 우측 다리가 아파서 가까운 곳에 갈 때도 항상 택시를 이용해야 하는 정도였다. 우선 자궁을 튼튼하게 해줄 목적으로 제음단을 체질에 맞게 가감해 투여했다. 제음단은 자궁에 숙질이 있어서 생리가 고르지 않고 냉대하가 많으며 생리 때 유방이 아픈 증에 잘 쓰는 약이다. 자궁이 냉해 임신이 어렵거나 유산이 잦은 여성에게도 널리 응용되는 처방이다. 궐음형의 여성에게는 더없이 좋은 약이다.

특히 김씨에게는 바닥이 찬 곳에서 잠을 자거나 앉아있는 것, 선풍기나 에어컨을 직접적으로 쐬는 것, 냉장고에서 금방 꺼낸 찬 음료수를 먹는 것, 성질이 매우 찬 음식을 먹는 것 등을 각별히 유의하도록 당부했다. 꾸준히 약을 복용하던 몇달 후 그녀가 다시 내원했을 때는 이미 임신 8주라는 진단을 받고 나서였다. 축하한다는 말을 했더니 그녀가 어렵사리 말을 건넸다.

사실 한의원을 찾게 된 계기는 인공수정 치료를 받기 전에 몸보신이나 하자는 목적이었다고 한다. 약을 먹고 어느 정도 몸을 추스른 후 본격적으로 불임치료를 받아야지 생각하고 있었는데 신기하게도 냉이 거의 나오지 않으면서 생리가 고르게 돌아오더라는 것이다. 내친 김에 계획은 좀 뒤로 미루고 주의깊게 몸의 변화를 지켜보던 중 뜻밖에도 임신이 된 것이다.

임신이 된 김씨에게는 태아를 편안하게 안태시켜주도록 사물탕과 사군자탕을 합한 팔진탕을 처방해주었다. 머지않아 건강한 아이를 순산하길 바라면서.

대하의 양이 많으면 여성질환을 의심

정상적인 대하는 배란기를 전후해 생기는 소량의 분비물로 보통 냉이라고 부른다. 분비물이 질벽을 적시면서 외음부까지 흘러내릴 정도가 아니면 정상으로 보며, 분비물의 양이 많아 외음부까지 유출될 경우 병리적 대하로 여성질환이 있음을 의미한다.

한방에서는 대하의 색을 백색, 황색, 청색, 적색, 흑색으로 나눠 각기 그 원인과 치료법을 각기 구분해놓고 있다. 대하 중에서 가장 많은 비율을 차지하고 있는 백대하는 우선 스트레스를 지속적으로 받았다거나 무척 화나는 일을 겪었을 때 오는 경우가 많다. 이는 간의 기운이 울체되어 비장의 기능이 손상된 것이 원인이다.

습하고 뜨거운 기운, 반대로 찬 기운이 자궁으로 들어가면 자궁의 혈액순환을 방해해 대하가 생기기도 한다. 체질적으로 허약한 사람이 과도한 성생활을 해서 신장의 기운이 손상되었을 때, 습담이 배쪽으로 몰렸을 때도 대하가 많이 나온다. 한방치료는 대부분 대하의 근본 원인을 찾아서 치료하게 되므로 전체적인 몸의 건강상태도 더 좋아질 수 있다.

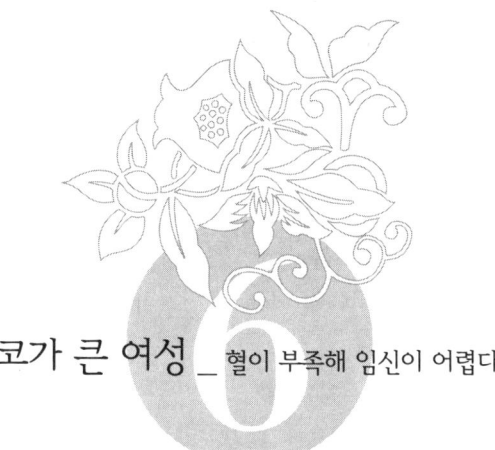

코가 큰 여성 _ 혈이 부족해 임신이 어렵다

앞서도 잠깐 설명했듯이 코가 크고 강하게 생긴 여성은 기가 왕성한 편이다. 한방에서는 이를 기실(氣實)하다고 표현하는데 여성이 기가 실하면 얻는 것보다는 잃는 것이 많다. 넘쳐도 병이 되고 모자라도 병이 되는 것은 기에 있어서도 마찬가지다.

기가 너무 왕성하면 밖으로 나가 사회생활을 활발히 한다거나 대인관계를 폭넓게 하면서 기를 어느 정도 소모해야 한다. 그렇지 않고 전업주부로 집안에만 머물러 있다거나 가정에 얽매여 외출하기도 힘든 처지라면 기가 발산

되지 못하고 한곳에 뭉쳐서 울체되기가 쉽다. 기가 울체되면 목에 뭐가 걸린 듯이 답답하게 내려가지가 않으며 가슴에 통증을 느끼기도 한다. 얼굴에 기미가 낀다거나 두통, 소화불량, 속쓰림 등으로 고생을 하는 경우도 있다. 특히 가임기의 여성은 호르몬의 분비가 원활하게 이루어지지 못해 배란장애가 생기고 배란이 제대로 된다고 해도 도중에 난자가 소멸되는 경우도 있다. 기가 실한 여성의 불임치료는 혈을 잘 조절해주는 것이 가장 중요하다.

의서에는 기와 혈의 관계를 물과 바람의 관계에 비유해 설명하고 있다. 혈은 물과 같고 기는 바람과 같은데 바람이 물 위를 스쳐가는 것처럼 기가 혈을 이끈다는 것이다. 기가 돌아가면 혈도 따라 돌고 기가 멎으면 혈도 멎는다. 그리고 기가 더워지면 혈이 잘 돌고 기가 차지면 혈이 잘 돌지 못한다. 그런데 기가 너무 왕성하면 혈이 그것을 따라가지 못하므로 부족한 혈을 보충해주어야 한다.

20대 후반의 황씨는 한눈에 보기에도 코가 크고 강하게 생긴 여성이었다. 코가 크면 기가 실하다고 했다. 황씨처럼 기가 왕성한 사람은 자궁의 혈이 뭉쳐서 불순물이 엉기거나 혹 같은 것이 생기기도 한다. 그녀 역시 난소에 혹이 두개나 생겨서 한쪽 난소를 제거하는 수술을 받았다고 했다. 수술한 지 1년 후 우연히 임신이 되었는데 다시 자연유산으로 아기를 잃게 되었다. 불과 몇년 사이에 난소수술과 유산까지 경험한 임씨는 다시는 임신을 할 수 없을

지도 모른다는 두려움 때문인지 표정이 몹시 어두웠다.

　불임환자를 치료하다보면 종종 난소를 떼어냈다거나 나팔관수술을 했다는 여성이 많다. 그런데 일단 복부수술로 기혈의 운행을 칼로 끊게 되면 복부의 수축과 이완운동이 정상적으로 이루어지지 못해 자궁이나 그외 부속기관들에 기능장애가 생긴다. 인체 내의 율동운동, 즉 수축이완운동의 역할은 대단히 중요하다. 우리 인체는 순환기능을 통해 생존과 성장에 필요한 에너지를 골고루 흡수한다. 이 동력을 손끝과 발끝까지 전달하는 힘은 심장근육의 율동운동으로부터 생겨난다. 심장뿐만 아니라 인체의 모든 기관이 이러한 율동운동을 통해 허파는 호흡을 하고 위는 음식을 분해해 소화시키며, 대장은 노폐물을 배설하는 것이다. 복부를 수술하게 되면 이 수축이완운동이 원활하게 이루어지지 못하고 양기가 전신으로 공급되지 못하므로 임신이 되더라도 유산이 되기 쉽고 그나마 임신도 잘되지 않는다. 마치 뿌리에 간직된 영양분이 가지끝까지 도달하지 못하면 가지에 달린 열매가 힘없이 떨어지는 것과 마찬가지다.

　황씨에게는 보중익기탕을 적절히 가감해 투여했는데 성공적으로 임신이 되었다. 양기가 전신으로 고루 퍼지면 단단하게 맺힌 혹이 자연스럽게 풀어지고 당연히 불임도 치료된다. 난소나 자궁에 있는 덩어리를 없애주는 한약의 원리가 바로 그렇다.

사례 13   코가 큰 경우_"유산한 뒤 임신이 되질 않아요"

28세의 박씨는 결혼 전 치위생사로 근무하다가 첫아이를 임신한 이후 직장을 그만두었다고 한다. 그런데 공교롭게도 임신 5개월이 되던 해에 유산으로 아이를 잃고 말았다. 그후 3년 동안 줄곧 아이가 생기지 않았으며 유명하다는 한의원이며 산부인과를 찾아다니면서 진료를 받았다고 했다. 병원에서는 한차례 유산한 것 이외에는 특별한 원인을 알 수 없다는 말만 들었다고 한다. 박씨는 어깨가 넓고 코가 남자처럼 강하고 높았다. 밤이 되면 온몸에서 열이 나는데 특히 발바닥이 화끈 달아오르면서 뜨끈뜨끈해진다고 한다. 목에 가래가 낀 것처럼 불편하고 냉이 심하며 음부에 여드름처럼 뾰족한 것이 돋아나 가렵다고 했다.

정씨는 여성의 기본형을 벗어나서 코가 크게 생긴, 다시 말하면 남자처럼 기가 왕성한 여성이었다. 여성은 혈이 충만해야 하는데 오히려 기가 더 성하면 임신이 힘들고 유산을 겪는 일도 많다. 기는 흩어지는 것이 특징이고 혈은 가운데로 모이는 경향이 있다. 기가 왕성한 여성은 혈의 응집체인 태아를 잘 감싸안지 못하고 흐트러뜨리는 작용이 강하기 때문이다. 정씨에게는 부족한 혈을 보충해주는 사물탕을 적절히 가감해 투여했는데 몇달 후 바로 임신이 되었다. 이런 경우 또 한가지 주의해야 할 점은 임신되는 것으로 끝나는 것이 아니라 임신기간 중 유산이나 조산 등을 조심해야 하기 때문에 매사에 조심해야 하고 한약도 개월수에 맞춰 계속 복용해야 한다. 그런데 똑같이 코가 큰 경우라도 다른 부분의 형상이 더 두드러질 때는 맥이나 증상을 종합해 보아 처방이 달라지는 경우도 있다.

현재 직장생활을 하고 있는 34세의 김씨는 이목구비가 모두 뚜렷하고 크며 특히 코가 남자처럼 강하게 생긴 경우였다. 7살 된 아들 하나를 두었는데 둘째아이를 가지려고 백방으로 노력했지만 이상하게도 임신이 안 된다면서 한방치료를 원했다. 이 여성은 피부색이 검고 뼈가 굵은 체형으로 아랫배가 매우 차고 생리주기가 45일에서 50일 정도로 자꾸 늦어지고 있었다.

피부색이 검고 이목구비가 크며 코가 남자처럼 생긴 것을 보면 기실(氣實)하다고 해석할 수 있으나 입술색이 흐리고 맥의 상태가 허한 것으로 보아 허증(虛證)으로 결론지었다. 입술색이 허옇고 입이 크며 아랫배가 차고 월경이 늦게 나오므로 혈이 부족하고 한(寒)을 낀 것으로 보아 통경사물탕을 적절히 가감해 투여했다. 한달 정도 복용한 후 생리주기가 거의 정상으로 돌아왔다. 임신과 건강한 출산을 위해 가미팔진탕을 꾸준히 투여한 결과 기다리던 아기도 갖게 되었다.

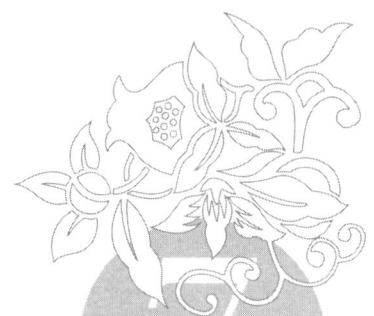

입술이 크고 두툼한 여성 _ 입술을 보면 불임이 보인다

　예로부터 빼어난 미인을 묘사할 때 단순호치(丹脣皓齒 붉은 입술과 흰 이)라는 말이 빠지지 않았던 것처럼 입과 입술은 여성스러움을 상징하는 가장 중요한 부분이다. 옛날에는 작고 오종종한 입술을 미인의 조건으로 여겼지만 시대에 따라 미인의 기준이 바뀌면서 오늘날에는 크고 도톰한 입술을 더 선호하는 것 같다. 소피아 로렌이나 마릴린 먼로 같은 섹시한 이미지의 스타들은 한결같이 입이 크고 입술이 도톰한데 한의학적으로 볼 때 크고 두툼한 입술은 그리 건강한 형상은 아니다. 그러나 입과 입술이 성적인 이미지를 포함하고 있다는 점에서는 어느 정도 통하는 부분이 있는 것 같다.

한의학에서 입술은 혈에 해당한다. 여성의 경우 생식기와 밀접한 관련이 있기 때문이다. 따라서 입술이 비뚤어졌다거나 두툼하다거나 지나치게 얇다거나 마르고 튼다거나 하는 이상은 그대로 생식기의 문제로 이어진다. 쉬운 예로 입술이 지나치게 하얗게 보이는 것은 혈이 부족해서 생기는 형상이다. 여성의 경우 생리기간이 너무 길다거나 양이 지나치게 많을 때는 입술이 하얗게 탈색되는 경우가 있는데 대수롭게 여기지 말고 서둘러 치료를 하는 것이 좋다. 입술이 파르스름하니 푸른빛을 띠는 것은 몸이 냉하기 때문이다. 몸이 냉한 것은 한증으로 불임의 원인이 된다.

가을 문턱에 들어서기가 무섭게 입술이 터지는 사람이 있다. 이런 사람은 가을부터 겨울이 끝날 때까지 입술이 마르고 트는데 심하면 껍질이 일어나고 입술이 터지면서 피가 맺히는 경우도 있다. 이렇게 입술에 각종 트러블이 생기면 생식기에도 문제가 생긴다. 입술이 마르고 잘 트는 것은 혈이 부족해서 나타나는 현상으로 여성의 경우 대부분 냉대하로 고생하는 경우가 많고 불임이 되는 경우도 많다. 이런 여성은 임신이 되었다고 해도 음혈지부인 자궁의 기능이 원활하지 못하므로 자연유산이 되는 등 순조로운 출산을 하기가 어렵다.

입술은 생식기뿐만 아니라 비장과도 관련이 깊다. 한의학에서는 앵두같이 붉고 윤기가 있으며 힘이 있는 것을 건강한 입술로 본다. 입술에 힘이 있다는 말은 달리 표현하자면 탄력이 있다 또는 단단하다는 것인데, 입술이 단단하고 힘이 있는 것을 중요하게 여기는 것은 입술이 우리 몸의 장기 중에 비장과 통하기 때문이다. 비장은 위장과 짝을 이루어 음식물을 소화시키고 영양분으로 만들어내는 매우 중요한 기관으로 망진할 때는 입술의 상태를 보고 비장의 건강상태를 알 수가 있다.

여성이라면 누구나 화장을 하고 대개 맨 마지막에 립스틱으로 마무리를 하게 된다. 색상만 신경 쓸 것이 아니라 한번쯤 자신을 잘 살펴보고 입술색이 흐리거나 푸르스름하지는 않는지, 윤기 없이 마르거나 트지는 않았는지 잘 살펴볼 필요가 있다. 특히 불임으로 고민하고 있는 여성이라면 입술의 상태가 곧 생식기의 이상과 자궁의 건강을 나타내는 것임을 명심하는 것이 좋다. 생식기가 건강하고 혈이 제대로 돌면 여성의 고유기능인 임신과 출산이 순조롭게 된다.

사례 14 입술이 트고 주변이 허는 경우

"난소에 혹이 있고 자연유산을 두 번이나 했어요"

33세의 정씨는 얼굴이 동글동글하니 복스럽게 생긴 전형적인 양명형의 여성이었다. 얼굴에 붉은 기가 있으며 코가 크고 코끝이 밑으로 내려와 있었다.

맥을 짚으면서 자세한 형상을 살피는 참인데 가만 보니 처음부터 입술을 질근질근 물어뜯고 있었다. 입술이 심하게 터서 껍질이 일어나 있었는데 게다가 입술 주변에 여드름까지 자잘하게 나 있었다. 입술상태가 매우 나쁜 걸 보니 자궁에 이상이 있음이 틀림없다.

"첫애가 있으신데 그후로 유산한 적이 있으신가요?"

"자연유산을 두 번 했어요. 첫애 낳고 비교적 수월하게 아이가 들어섰는데 2개월째 유산이 되더니, 그 다음 임신에서도 특별한 이유 없이 4개월째 유산이 되었어요. 작년에는 자궁내막증 수술까지 했구요."

"유산 후에 몸 관리를 제대로 못하신 것 같은데, 어떻습니까?"

"맞아요. 애가 한창 돌아다니기 좋아할 나이라 어디 편하게 누워 쉴 수가 있어야죠. 하루 정도 겨우 쉬다 말았죠."

짐작대로 유산 후에 몸조리를 제대로 하지 않아서 자궁에 이상이 온 것이 틀림없었다. 난소에 물혹이 있고 생리 전에 유방이 심하게 아프다고도 했다.

"입술이 원래 그렇게 잘 트셨습니까?"

"아뇨. 두 번 유산을 하고 나니 부쩍 증세가 심해졌어요. 나름대로 꿀도 발라보고 좋다는 화장품도 발라봤는데 별로 효과가 없네요. 병은 아니지만 여간 불편하지가 않아요."

당장 시급하게 치료해야할 병은 아니지만 살면서 불편함을 느끼는 것은 곧 병으로 발전될 가능성이 크다. 입술이 트고 마른다는 것은 혈이 부족해서 오는 현상이고 입술에 힘이 없는 것으로 미뤄 비장이 약한데서 오는 불편한 증상들이 있을게 뻔했다.

"밥을 먹어도 소화가 안 되시죠? 꾸룩꾸룩 하는 소리가 나고 배가 더부룩하지 않습니까?"

"어머, 맞아요. 임신과는 별로 관계가 없을 것 같아서 깜빡 잊어버리고 말씀을 드리지 않았는데, 별로 많이 먹지 않아도 늘 헛배부른 것처럼 속이 더부룩하고 공복이면 속이 자주 쓰리곤 해요."

"생리 때 유방이 아프다는 것도 자궁에 숙질이 쌓였다는 얘기입니다. 자궁의 기능을 제대로 살려주어야 임신이 되고 입술이 트는 것은 자연스럽게 해결됩니다."

정씨의 경우 입술이 트고 입술 주위에 여드름이 나 있는 것은 생긴대로 병이 온다는 차원에서 보면 혈이 부족해서 오는 현상이므로 혈을 보충해주는 팔진탕을 체질에 맞게 가미해 투여했다. 얼마 후 임신소식을 전해왔는데 신기하게도 입술이 트는 증상까지 없어졌다며 거듭 감사의 인사를 들었다.

입술이 트는 것은 외적인 문제뿐만 아니라 자궁의 이상을 나타내주는 증상이므로 괜히 비싼 화장품만 바를 것이 아니라 원인을 따져 근본적인 치료를 해주는 것이 중요하다.

사례 15 입술이 푸른 경우_"생리통이 심하고 장이 나빠요"

28세의 윤씨는 결혼한 지 1년이 채 되지 않은 신혼부부였으나 아기를 빨리 갖길 원해서 병원을 찾은 경우였다. 그녀는 피부가 검고 코가 길게 내려와 있었으며 한눈에 보기에도 입술에 푸른빛이 감돌았다. 맥을 짚다보니 역시 손이 무척 찼다.

입술이 푸른 여성은 대개 수족과 아랫배가 차고, 아랫배가 차면 자궁과 난소가 차고 그 기능이 순조롭게 돌아가지 않으므로 당연히 임신이 될 수가 없다.

"생리는 제대로 하시나요?"

"생리 전에 유방이 굉장히 아프고 생리기간 중에는 통증이 심해요."

"소화는 잘 되십니까"

"별로예요. 먹으면 곧바로……."

말을 꺼내지 못했지만 곤란한 경우임에 틀림없다. 먹는대로 곧 화장실로 직행해서 대변으로 쏟아내는 것이다. 몸이 차면 소화도 잘 안 되고 장이 나빠서 설사를 하기도 한다.

윤씨에게는 우선 손발을 따뜻하게 해주고 얼어붙은 자궁을 따뜻하게 해줄 목적으로 이중탕을 처방했다. 이중탕은 불임을 치료하는 직접적인 처방은 아니다. 대개 위장기능이 좋지 않고 혈색이 나쁘고 수족이 찬 경우에 쓰는 약이다. 윤씨의 경우 손발이 차고 입술이 푸른 것으로 보아 전형적인 '한증' 이므로 이것을 불임의 근본원인으로 보았다. 입술이 푸른 형상을 잘 살펴 불임치료에 응용한 경우라 할 수 있다. 꾸준히 약을 복용한 후 얼마 되지 않아 임신이 되었다. 임신 8주가 되던 무렵 음식을 먹으면 토하고 메스꺼운 등 담음의 증상을 보인다기에 이진탕에 길경, 생강, 대추 등을 체질에 맞게 가감해 처방해주었다. 곧 불편한 증세가 가라앉았고 예쁜 아기를 낳았다는 연락을 받았다.

손발이 차거나 입술색이 푸른 사람

눈이 들어간 사람, 손발이 찬 사람, 입술색이 푸른 사람은 원래 몸이 찬 체질이다. 이런 생김새를 가진 사람이 아침 잠자리에서 일어나자마자 찬물이나 찬 우유, 찬 야채즙을 마신다면 불난 데 기름 붓는 격이랄까, 오히려 몸을 상하게 만들 것이다. 더욱이 변비로 고생하는 사람이 계속해서 찬 음료를 오랫동안 마신다면 변비가 더 심해질 수 있다. 뿐만 아니라 다른 병까지 생길 수 있다. 눈 밑이 검어 보이는 사람은 이미 차가운 음식에 몸이 상해 있거나, 아니면 그런 음식물로 인해 몸이 쉽게 상할 수 있는 체질이다. 아무리 좋은 음식이라 하더라도 자신의 체질을 모른 체 무조건적으로 섭취하는 것은 오히려 역효과를 부르게 된다.

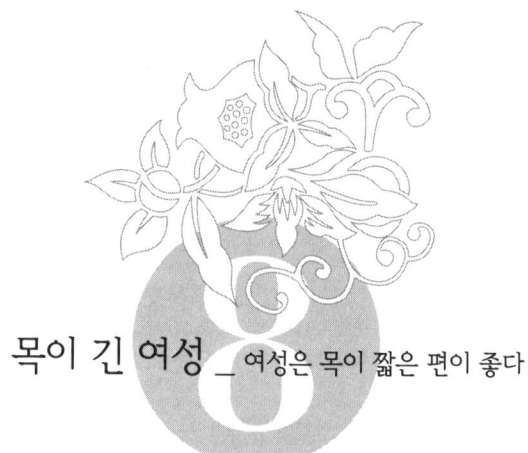

목이 긴 여성 _ 여성은 목이 짧은 편이 좋다

인체를 남녀로 풀이해보면 부드러운 살이 많은 앞쪽은 여성이며 근육과 뼈로 이루어진 뒷면은 남자다. 그런가하면 하늘을 본떠서 만들어진 둥근 머리는 남자요, 땅의 네모난 모양과 같은 몸통은 여성에 속한다.

남자는 하늘이고 여자는 땅이라는 옛말도 있는데 이 말은 남녀, 즉 하늘과 땅이 어우러져야 비로소 하나의 완성된 존재물이 된다는 점에서 남녀는 서로 상호보완적인 입장이라는 것이지 어느 한쪽이 우월하다는 의미는 아니다.

인체에서 목은 머리와 몸통, 즉 하늘과 땅을 연결해주는 중요한 역할을 하고 있다. 남자는 천기가 성해 목이 긴 것이 원칙이고 여자는 지기가 성해 목이 짧은 것이 원칙인데 남자 중에서도 목이 짧은 사람이 있고 여자이면서도 유난히 목이 긴 사람이 있다.

목선이 길고 아름다운 것은 여성으로서 뛰어난 매력 중 하나지만 한의학으로 풀이해보면 목이 길어서 하늘(머리)과 땅(몸통)이 멀리 떨어져 있으면 남녀가 가까이 하기가 어려워 늘 그리워하고 우울해 가슴이 답답한 비증(痞症)이 나타난다. 목이 긴 여성이 가슴이 답답하고 늘 우울하며 임신이 안 되면 칠정을 조절해 자궁기능을 정상화시키는 조경종옥탕을 투여한다.

여성이면서도 천기, 양기가 성해 남자처럼 목이 길면 욕심이 없고 머리는 좋으나 여성스러운 애교나 센스는 별로 없다. 이런 경우 목이 길어서 지기가 상승하지 못해 임신이 되지 않는다고 판단되면 지기를 돋우는 처방, 즉 정혈(精血)을 돋우고 간신(肝腎)의 기능을 회복시켜주는 사륙탕이 효과가 좋다.

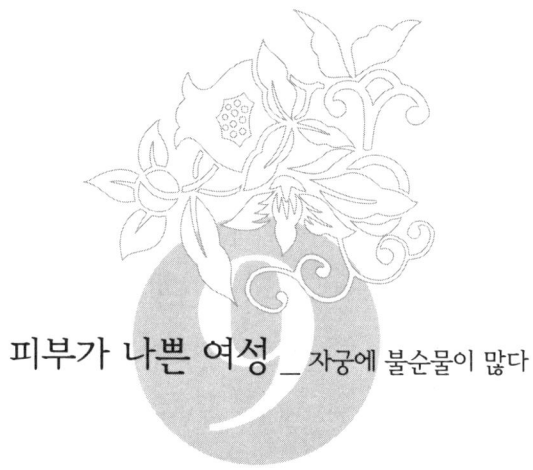

피부가 나쁜 여성 _ 자궁에 불순물이 많다

"병응(病應)을 표(表)에서 찰(察)한다."

이 말은 한의학의 진단방법 중 하나인 망진(환자를 보는 것만으로도 병의 원인을 알 수 있는 것)의 기본 원리다. 이 말은 표, 즉 피부에 나타난 증상을 보고 몸속에 내재하는 병을 추정해 한의학적 진단에 따라 음양허실을 판단, 이에 해당하는 처방을 한다는 것이다. 실제로 망진 한가지만으로 모든 병을 추정하는 것은 불가능하지만 특히 불임환자의 치료에 있어서는 피부의 상태를 보고 내과적인 불편함을 추측해 치료하는 것이 그리 어려운 일은 아니다.

　예로부터 남자가 얼굴이 훤하면 벼슬길에 오르거나 출세를 하게 되고 여성이 얼굴이 곱고 예쁘면 집안에 혼인이나 임신 같은 경사가 있을 징조라고 했다. 이처럼 사람의 얼굴은 한 개인의 인생을 결정지을 정도로 중요하며 전신의 건강상태를 반영하는 거울과도 같다. 오장육부가 편안하면 얼굴색이 밝고, 몸이 편안한 만큼 마음도 편안해져 열심히 안팎의 일에 집중할 수 있으니 직장에서도 인정을 받고 집안의 운세가 날로 번창할 수밖에 없다. 반대로 건강이 좋지 않으면 자기도 모르게 표정을 찡그리게 되고 낯빛이 좋지 않다. 몸이 불편하니 만사가 귀찮아지므로 자연히 모든 일에 능률이 떨어진다. 불임여성의 경우도 예외는 아니다.

　특히 불임 때문에 각종 검사와 치료를 반복해야 하고, 이 병원 저 병원 다니면서 육체적으로 정신적으로 지치게 되면 얼굴에 생기는 전혀 찾아볼 수 없고 기미나 잡티로 가득 차 있다. 얼굴색이 나쁜 상태에서는 임신이 되더라도 유산할 가능성이 많고 태아가 건강하지 못한 경우가 많다. 임신도 중요하지만 건강한 아이를 얻는 것은 그보다 훨씬 중요한 일이므로 얼굴색이 나쁜 것을 대수롭지 않게 생각하고 무조건 임신만 하려고 드는 것은 무척 어리석은 짓이다.

　얼굴색이 좋지 않다는 것은 내부의 장기나 생식기 계통이 건강하지 못한 것이므로 형상과 증상, 체질 등을 감안해 정확한 원인을 찾아 한약을 복용하면 기미, 잡티가 없어지고 얼굴색이 좋아지면서 임신이 된다.

사례 16 피부가 검은 경우_"배란이 불규칙해서 임신이 안 된대요"

남자는 피부가 검어야 하고 여성은 피부가 희어야 한다. 남자처럼 피부가 검은 여성은 집에서 아기자기하게 살림하는 것보다는 밖으로 나가 사회활동을 한다거나 외향적으로 남과 어울리기를 좋아한다. 생긴 것이 남자에 가까우므로 생활하는 것이 남성과 비슷하면 별다른 문제가 올 리 없다. 그런데 피부가 검은 여성이 집안에만 틀어박혀 가사와 육아에만 전념하라고 하면 정신적으로나 신체적으로 병이 온다. 이런 여성은 운동을 열심히 한다거나 취미생활을 활발하게 하는 것이 좋다.

한의학적으로 볼 때 여성이 피부가 검다는 것은 신수기(腎水氣)가 부족하다는 뜻이다. 즉, 신장의 기운이 좋지 않다는 것을 의미한다. 신장은 정기(精氣)를 주관하는 장기다. 정기는 주로 남녀의 생식활동과 관련이 있고 이외에도 사람의 생장, 발육, 노쇠현상을 다스린다. 특히 여성이라면 자궁과 밀접한 관련이 있다. 피부가 검은 사람은 특히 신장과 관련 있는 병증을 조심해야 한다. 체질적으로 신장의 기능을 약하게 타고난 여성이 체질에 맞지 않는 식생활을 한다거나 섭생을 잘못하게 되면 신장의 기능이 더욱 약해진다. 그래서 자궁이 하수되거나 후굴(後屈)되는 경향이 생기게 되고, 월경불순이나 심한 생리통, 불임 등으로 고생을 하게 된다.

결혼생활 3년째인 김씨는 피부색이 무척 검었다. 여성치고는 키가 좀 큰 편이고 코가 길면서 위로 들려 있었다. 피부가 거무스름한 것뿐만 아니라 윤기가 하나도 없고 매우 거칠었다. 그야말로 여성으로서는 전부 모순되는 형상이었다. 불임치료를 해오던 병원에서는 배란이 불규칙한 것이 불임의 원인이라고 한 모양이었다. 여성이 남성과 같은 모순을 지니고 있는 것은 선천지기가 나쁜 것으로 김씨에게는 사제향부환을 처방했다. 얼마 후 남편과 함께 찾아온 김씨는 임신소식을 전하면서 곧 아이 아빠가 될 남편의 보약을 한제 지어달라고 했다.

사례 17 피부가 거칠고 잡티가 많은 경우
"5년 불임치료도 효과가 없어요"

얼굴이 깨끗하지 않고 지저분한 것은 자궁에 불순물이 많이 섞여 있는 것과 같다. 씨앗이 뿌리를 내리고 잘 자라려면 밭이 기름지고 상태가 좋아야 한다. 밭이 되는 자궁에 돌멩이나 불순물이 많이 섞여 있으면 씨앗이 제대로 자라지 못하고 결국 농사를 망치게 된다. 이러한 경우 한방에서는 불순물을 제거하고 밭에 거름을 주는 역할을 하는 처방들을 쓰게 된다. 그러면 자궁이 임신에 적합한 옥토로 바뀌게 된다.

작년 말에 함께 일하는 간호사가 친구 얘기를 꺼냈다. 결혼 후 5년 동안 아이가 생기지 않아서 고민이 이만저만이 아니라고 했다.

"시험관 시술도 여러 번 한 모양이던데……."

옆에서 보기가 너무 안쓰러워 자신이 완곡하게 한방치료를 권했다는 것이다. 며칠 후 인천에서부터 지하철을 타고 박씨가 찾아왔다. 기과의 형상이면서 피부가 거칠고 건조한 것이 금방 눈에 띄었다. 얼굴 여기저기 잡티도 많이 보였다.

"불임치료를 여러 해 받았는데 그때마다 배란이 잘 안 되고 수정도 안 되는 바람에 결국 포기하고 말았어요."

우선 생리가 순조로운지를 물었다. 생리 전에 유방통이 있으며 생리 때가 아닌데도 아랫배와 질쪽이 아프고 하복부 양쪽이 바늘로 쑤시는 듯한 통증이 있다는 대답이다.

"임신이 잘 되려면 피부가 부드럽고 혈색이 좋아야 합니다. 환자분처럼 피부가 건조하고 거친 사람은 자궁도 메말라 있습니다. 농사지을 땅에 거름이 하나도 없는 것이나 마찬가지지요."

이렇게 자궁이 건삽한 여성은 임신에 필요한 여성호르몬이나 음수(陰水 혈이나 진액) 등이 원활히 공급되지 않기 때문에 아무리 건강한 정충이 들어와도 뿌리를 내리고 살 수가 없다. 박씨에게는 여금단(女金丹)을 처방했다. 여금단은 말 그대로 여성에게는 황금과 같이 귀한 약이다. 의서에는 "여성이 오랫동안 잉태하지 못하는 것은 자궁에 음(陰)은 있어도 양(陽)이 없는 증상으로 이 약을 먹어서 미양(微陽)을 움직이게 하면 한달만에 임신한다"고 나와 있을 정도다. 불임 이외에도 냉이 많거나 생리혈이 과도할 때도 효과가 있다.

얼마 후 박씨를 소개한 간호사가 기쁜 소식을 전했다. 5년 동안이나 애타게 기다리던 아이를 가졌다는 것이다. 박씨 말이 임신 축하인사를 받는 것도 기쁘지만 전보다 피부가 몰라보게 좋아지는 바람에 보는 사람마다 비결을 물어오는 것이 꽤 기분이 좋다고 했다. 과연 여성에게 황금과 같은 약이라는 이름값을 톡톡히 한 셈이다.

임신중 또는 출산후의 기미

한의학에서는 기미를 단순한 피부 문제로만 보지 않는다. 몸안의 내부 장기에 어떠한 병적인 현상이 일어났을 때 그것이 겉으로 드러난 표시라고 본다. 그 때문에 피부과적인 치료를 통해 기미를 없앤다 해도 내부 장기의 이상을 제대로 다스리지 않으면 다시 기미가 낀다. 기미의 원인을 정확하게 알아내기 위해서는 얼굴의 어느 부위에 기미가 많이 끼어 있는지 잘 살펴보아야 한다. 기미의 부위에 따라 원인이 달라지기 때문이다. 예를 들어 광대뼈 부위의 기미는 임신중이거나 출산후, 또는 유산후에 많이 생긴다. 자궁 이상뿐만 아니라 위장장애가 있을 때도 관골 주변에 기미가 낀다.

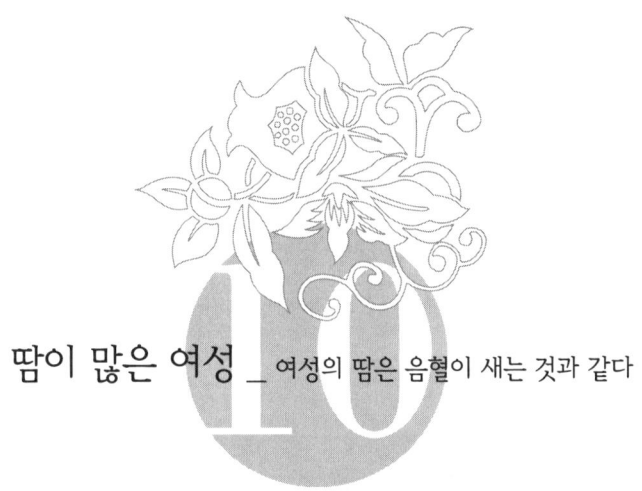

땀이 많은 여성 _ 여성의 땀은 음혈이 새는 것과 같다

땀은 99%의 물과 소량의 소금, 칼륨, 젖산 등으로 구성된 물질로 체온을 조절하고 몸속의 노폐물을 밖으로 배출시키며 피부가 건조해지지 않도록 적당한 습기를 유지해주는 역할을 한다. 물과 소금 이외에는 양이 극히 적기 때문에 묽게 탄 소금물이라고 볼 수도 있다. 평소에 우리가 땀에 대해 갖고 있는 생각도 이와 별반 다르지 않을 것이다.

그러나 한방에서 땀은 인체에 꼭 필요한 영양소 중 하나다. 땀은 우리 몸의 기와 진액이 더해진 것으로 땀을 많이 흘리게 되면 그만큼 기와 진액이 소모되고 몸에 허증이 생겨 질병에 대한 저항력이 떨어지면서 여러 가지 불편한 증상들이 나타나게 된다. 여기서 진액이란 인체 내 체액을 통틀어 이르는 말이다. 이는 음식물이 기화되어 생긴 것으로 모두 5가지 종류라서 오액이라고도 한다. 〈난경 難經〉에 이르기를 "오액은 콩팥이 다스리며 오장으로 분화시킨다. 간에 들어가면 눈물이 되고, 폐에 들어가면 땀이 되고, 지라에 들어가면 침이 되고, 허파에 들어가면 콧물이 되고, 콩팥에 들어가면 정액이 된다"고 했다.

한방에서는 지나치게 땀이 많이 나는 것을 원기 부족으로 해석한다. 원기가 강할 때는 피부를 주관하는 폐기가 피부를 꽉 조여서 땀 분비를 조절하지만 기력이 쇠약해지면 폐가 이 기능을 상실해 땀을 많이 흘리게 되는 것이다. 특히 기운이 약한 사람이 땀을 많이 흘리면 기운이 더 빠져 탈진이 되고 몸이 차진다. 요즘에는 찜질방이나 사우나 등에서 한나절 내내 땀을 빼면서 시간을 보내는 사람들이 많다고 한다. 마르고 살이 없는 사람이나 기력이 약한 노약자들에게는 바람직한 일이 아니다. 몸속의 노폐물을 빼내는 것이 아니라 진액을 소모하는 것이므로 지나치게 땀을 빼지 말아야 한다.

어른과 아이, 남자와 여성의 땀은 각각 다르다. 원래 양기발랄한 어린아이들은 어른에 비해서 땀이 많다. 따라서 아이가 잘 먹고 잘 뛰어노는데 땀을 너무 많이 흘려서 걱정이라며 보약을 지으러갈 필요는 없다. 오히려 아이들이 땀이 전혀 나지 않고 피부가 완전히 말라 있으면 병에 걸린 것이다. 남자는 적당히 땀을 흘리는 편이 좋다. 생리적으로도 여성보다 땀을 많이 흘리기 때문에 더위를 이겨내기가 수월하고 여성은 땀이 적기 때문에 더위를 힘들어하고 대신 추위에는 강하다.

사람이 활발하게 활동하는 낮에 흘리는 땀은 정상적이며, 잠잘 때 베개나 속옷이 흥건하게 젖을 정도로 흐르는 땀은 진액이 새는 현상으로 빨리 치료하는 것이 좋다. 땀은 머리나 얼굴 등 인체의 상부에서 나는 것이 원칙이며 허리 아래의 하체에서 땀이 나는 것은 좋지 않다. 특히 야간에 하체에서 땀이 난다면 이는 몸이 무척 나쁜 상태에 놓여있음을 뜻하기 때문에 세심하게 신경을 써서 치료해야 한다. 이밖에도 손발에만 나는 수족한, 얼굴이 확 달아오르면서 머리에서만 쏟아지는 두한, 음낭주변에 많이 나는 음한, 사념이 많은 사려과도나 긴장했을 때 흐르는 심한, 축축하게 조금만 움직여도 온몸에 뻘뻘 쏟아지는 자한, 잠이 들기만 하면 쏟아졌다가 잠을 깨면 바로 멈추는 도한 등은 모두 한의학에서 병적인 발한으로 규정하는 것들이다. 대부분 내장기관의 부조화로 인한 것이므로 한방약으로 충분히 조절할 수 있다.

그렇다면 불임과 땀은 어떤 관련이 있는 걸까?

여성이 땀을 많이 흘리는 것은 혈한(血汗)이라 하여 음혈이 새는 현상이다. 혈이 부족해져서 변비가 생기거나 피부가 거칠어지기도 하지만 무엇보다 자궁이 건삽해져서 임신을 못하는 경우가 많다. 이처럼 여성의 땀과 임신은 밀접한 관계가 있을 뿐만 아니라 전신의 건강에도 큰 영향을 미치므로 소홀히 생각하지 말고 임신을 하기 전에 치료하는 것이 좋다.

사례 18 땀이 많은 경우

"머리에서 땀이 많이 나고 배란기에 출혈이 있어요"

29세의 한씨는 결혼생활 10개월 된 새댁인데 배란기가 되면 피가 나온다고 해서 내원했다. 코가 길게 빠진 형상으로 특이한 증세로는 머리에서 땀이 많이 난다고 했다.

"평소 땀이 많이 나긴 하지만 다른 사람과 달리 특이하게 머리에서 땀이 많이 나요. 가만히 있어도 그렇고 조금이라도 몸을 움직였다하면 머리에서 땀이 주체할 수 없이 흘러요."

머리에서 땀이 많이 나는 것은 양기(陽氣)가 허한 것이 원인으로 우선 위의 기운을 돕기 위해 익위승양탕을 처방했다. 이 약은 불임치료약은 아니고 하혈을 많이 할 때 쓰는 약이다. 머리나 얼굴 등에 나쁜 것은 위의 기운이 부족해서 오는 현상으로 위를 좋게 하기 위해서 처방했는데 효과가 비교적 빨리 나타나서 이 약만 먹고도 곧 임신이 되었다. 위경맥이 얼굴의 대부분을 차지해 흐르고 있으므로 안면의 질환을 위장의 건강상태와 견주어 치료하는 경우가 많이 있다. 한의학적으로 얼굴은 제양지회(諸陽之會), 즉 모든 양(陽)의 기운이 모이는 곳이라 하여 신체 중에서 유독 얼굴만이 한냉한 것을 쉽게 이길 수 있고 땀 또한 자연스럽게 흐르게 되어 있다. 그러나 한씨의 경우 그 정도가 매우 지나쳐서 조금만 움직여도 줄줄 흐를 정도이기 때문에 땀이 많은 것이 불임의 원인이라고 판단해 치료를 한 특수한 경우라고 할 수 있다.

정상적인 땀은 머리와 얼굴 등 인체의 상부에서 흐르는 땀을 말한다. 대부분 활발하게 움직이는 낮에 땀이 나며 남자는 적절하게 땀을 흘리는 편이 좋다. 아이들은 어른에 비해 땀이 많다. 비정상적인 땀은 여성이 땀을 많이 흘리거나 밤에 잘 때 흘리는 땀이다. 또 마르고 살이 없는 사람이 땀을 많이 흘리면 좋지 않으며 남자의 경우도 밤이나 하체에 땀이 나면 건강이 나쁜 상태로 보면 된다.

남자는 땀이 많고 여자는 땀이 적다

남자의 몸이 차고 여자의 몸이 따뜻한 것은 걱정할 일이 아니다. 남자는 생리적으로 땀을 흘리게 되어 있으므로 몸이 찬 것이 정상이고, 여자는 원래 땀이 적으므로 몸이 따뜻할 수밖에 없다. 만일 여자의 경우 땀을 많이 흘리면서 몸이 냉해지면 이것은 '혈한'이라 해서 아주 좋지 않은 현상이다. 남성의 경우에도 지나칠 정도로 땀이 많은 것은 이상현상으로 보아야 하며, 특히 밤에 땀을 많이 흘리거나 특정 부위에서 유난히 흘리는 것은 각별히 신경을 써야 한다.

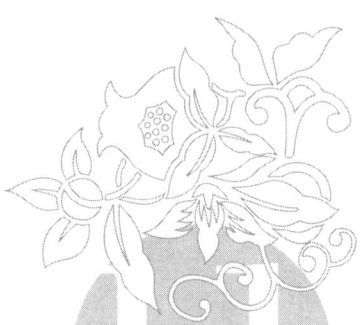

신경이 예민한 여성 _ 감정기복이 심하면 불임의 원인이 된다

여자의 마음은 갈대와 같다는 말처럼 여성은 감정이 무척 섬세하고 예민하기 때문에 외부의 사소한 자극에도 민감하게 반응을 보인다. 그래서 여성들은 마음속에 자그마한 충격이나 고민거리가 있으면 곧바로 소화가 안 되거나 생리에 이상이 나타나기도 하고 질 주위가 가렵거나 좁쌀 같은 것이 생기기도 한다. 특히 여성의 이러한 감정변화는 뇌하수체의 호르몬 분비와 밀접한 관련이 있어서 성호르몬, 생식기의 각종 기능에 직접적인 영향을 미친다. 예를 들면 전쟁 중에는 많은 여성들이 생리가 거의 없었다든지, 입시준비를 앞둔 수험생이 생리가 불순한 경우가 많다. 옛날에 시집살이가 지독하면 임신이 되지 않아 고생하는 등의 증상이 나타나는 것도 이 때문이다.

형상의 특징은 남자처럼 코가 크고 강하게 생긴 여성, 코가 짧아서 콧구멍이 보이고 눈꼬리가 올라간 여성은 감정 변화가 심하고 매우 예민하다. 이런 타입은 감정의 치우침이 계속되면 기의 운행이 순조롭지 못하고 결국에는 인체의 균형이 깨어져 발병하게 된다.

동무 이제마 선생은 "마음이 아픈 것은 몸이 아픈 것의 뿌리다"라고 했다. "덕이 있는 의사는 아픈 이의 병을 고치기 전에 아픈 이의 마음부터 고친다"는 말도 있다. 실제로 몸이 아프면 화가 나고 반대로 화를 내면 몸이 더 아프다. 화를 잘 내는 사람은 간이 실(實 흥분)한데 화를 자꾸 내다보면 간이 점점 더 실해진다. 이처럼 오장육부와 마음은 서로 연관이 있다. 건강(健康)이란 한자말을 풀이해보면 튼튼한 몸에 즐거운 마음이라는 뜻으로 되어 있듯이 몸과 마음은 결코 따로따로 나눠 생각해서는 안 된다. 불임치료를 받고 있는 여성도 이 말을 명심해야 한다.

사례 19 신경이 예민한 경우_"전부 치료하려면 종합병원도 부족해요"

"남들보다 늦은 나이에 결혼을 해서 얼른 아이를 갖고 싶었어요. 그래서 여러 가지 검사를 받아보았는데 오른쪽 나팔관이 막혔다고 해요. 어쩌면 수술을 하게 될지도 모르는데 너무 겁이 나서……."

33세의 이씨는 결혼한 지 10개월 된 새댁으로 코가 강하게 오뚝 선 기과의 여성이었다.

아랫배가 냉하고 목에 뭐가 걸린 듯한데 삼킬 수도 뱉어낼 수도 없게 꽉 막힌 채로 내려가지가 않는다고 한다. 앞서 사례에도 몇번 나왔듯이 목의 이러한 증상을 매핵기라고 한다. 신경성 화에 의해서 생긴 것으로 대개 가슴이 답답한 증상을 동반한다. 가끔씩 얼굴이 후끈 달아오른다고 했고 가슴이 두근거리고 배에 물이 차서 출렁거리는 듯한 담음의 증상도 보였다.

"꼬리뼈도 많이 아프고 소변을 봐도 시원치가 않고 아침에 일어나기가 힘들어요."

이씨의 말이 아픈 데는 많은데 딱히 병원에 가야 될 만큼 심하지는 않은 것이 문제라고 했다. 이씨의 말대로 그렇게 많은 증세를 전부 병원에서 치료하려면 종합병원을 찾아가 대여섯 군데의 처방을 받아야 할 게 뻔했다. 우선 형상으로 보아 무척 예민하게 생긴 타입이라 칠정상이 불임의 원인인 듯했다. 또 나팔관이 막힌 것은 아랫배가 찬 것이 원인이었다. 칠정상에 의한 신경성질환과 몸이 냉한 것이 합해져서 임신이 안 되는 것으로 판단해 조경종옥탕을 처방했는데 곧 임신이 되었다.

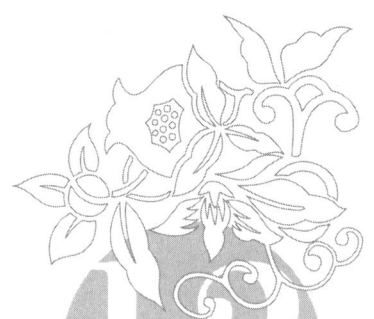

자궁이 기형인 여성 _ 둥지가 허술하면 알을 품을 수가 없다

자궁의 기형은 태중에서부터 잘못되어 나타나는 선천적인 기형과 생후에 어떤 물리적 환경적 요인, 즉 몸이 냉하다든지 건강상태가 좋지 못해서 발생하는 후천적인 기형으로 나눌 수 있다.

32세의 김씨는 결혼생활 7년 동안 한번도 임신이 되지 않아서 검사를 받아본 결과 자궁기형이라는 진단을 받았다. 자궁이 둘로 나눠져 있는데 한쪽은 기형이면서도 배란은 제대로 이루어지고 있으며 다른 한쪽은 정상적인 형태는 갖추고 있어도 배란이 되지 않는다는 것이다. 남편의 불임검사에서도 정자의 숫자가 적고 활동성이 떨어져 임신 가능성이 무척 희박하다는 결과였다. 그래도 시험관시술을 두 번이나 받았고 인공수정도 여러 번 시도했으며 도중에 나팔관이 막혀서 뚫어주는 수술까지 받는 등 온갖 고생을 다 하면서 간절히 아기를 기다리고 있었다.

둥지가 허술하면 어미 새가 안심하고 알을 품을 수가 없는 것처럼 임신을 하려면 우선 아기의 둥지인 아기집부터 단단히 고쳐야 한다. 한방에서는 자궁기형을 두 가지 원인으로 나눠 치료한다.

첫째, 몸이 냉해 자궁이 수축되고 오그라들어 기형이 된 경우다. 이때는 몸을 따뜻하게 해주는 건강, 부자, 육계, 오수유 같은 약재를 위주로 처방하면 자궁의 형태가 정상적으로 펴진다.

둘째, 기혈(氣血)이 부족해 자궁 발육이 제대로 이루어지지 않은 경우다. 십전대보탕, 팔물탕, 보중익기탕, 귀비탕 계통을 체질과 증상에 맞춰 적절히 가감 투여하면 확실한 효과가 나타난다.

p.a.r.t 3

불임치료의 첫걸음, 생리불순

생리가 순조로운 것이 최우선
월경이 이상하면 건강에 빨간 신호등
생리주기가 점점 빨라진다
생리주기가 점점 늦어진다
생리량이 너무 많다
생리량이 너무 적다
생리혈에 덩어리가 있다
생리전증후군, 생리몸살이 심하다
생리통이 심하다
생리가 아예 없는 무월경증

1 생리가 순조로운 것이 최우선

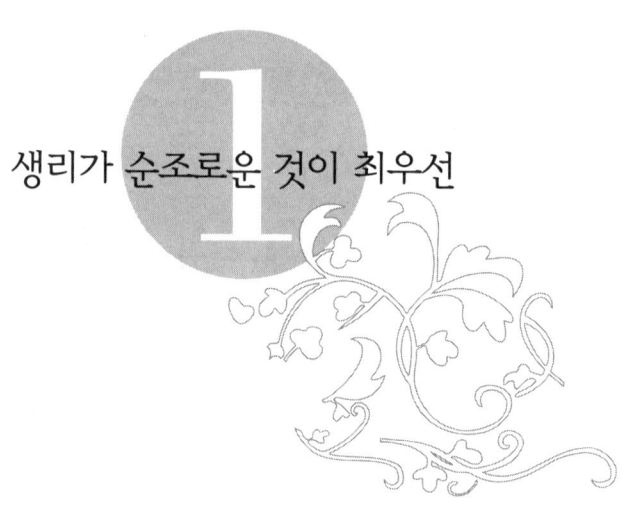

요즘 젊은 여성들의 바로 윗세대만 해도 생리라고 하면 '여성이 짊어져야 할 업보'라고 여기는 의식이 강했다. 남성들의 편견은 이보다 더 심해서 동서양을 막론하고 생리를 부정한 것으로 여겨 제사에 참여하거나 음식을 만들지 못하게 하는 등 금기사항이 많았다.

그러나 요즘은 딸이 초경을 맞으면 성인이 되었다는 표시로 받아들이고 아버지가 나서서 축하를 해주는 시대가 되었다. 텔레비전에서는 깔끔하고 고급스런 생리대 광고가 나오고 대학과 여성단체에서는 '월경 페스티벌'이라는 축제까지 벌인다. 이 광경을 보고 나이 지긋한 분들은 웬 망측한 이름도 다 있냐며 혀를 쯧쯧 차겠지만 월경을 더 이상 더럽고 부끄러운 것, 여성을 불편하게 만드는 것이 아니라 진정한 여성으로 다시 태어나는 건강한 신호로 받아들인다는 점에서는 무척 반가운 현상이다.

한방에서는 한달에 한번씩 하는 여성들만의 행사를 월경(月經), 월신(月信), 월수(月水) 등의 이름으로 부른다. 달이 한달을 주기로 가득 차올랐다가 이지러지는 것에 비유한 표현이다. 젊은이들은 월경이라는 말보다 생리라는 말을 즐겨 쓴다. 생리(menstruation)라는 단어도 '달'을 의미하는 라틴어 멘스(menses)에서 비롯되었다고 한다.

여성은 생리가 고르고 순조로워야 임신으로 이어진다. 불임치료의 첫걸음은 원활한 생리를 유지하는 것이라고 했듯이 생리에 관계된 문제가 있다면 이를 올바로 알고 빨리 고쳐주어야만 임신에 어울리는 몸을 만들 수가 있다.

초경은 빨라도 늦어도 좋지 않다.

비로소 진정한 여자가 되었다는 의미의 첫생리를 초조(初潮) 또는 초경(初經)이라고 한다. 초조가 일어나는 연령은 나라마다 다르고 기후나 생활환경, 영양상태에 따라서도 달라진다. 건강한 여성이라면 보통 14세에 생리가 있게 된다. 이보다 너무 빨리 혹은 너무 늦게 시작되는 것은 정상적인 신체의 발달과정에서 벗어나는 현상으로 예사로 넘겨서는 안 된다.

14세보다 훨씬 이른 나이에 초경이 있는 것은 타고난 신체가 허약하고 충임맥(衝任脈)이 허손(虛損)하기 때문이다. 충임맥이 잘 통하면 경혈(經血)이 점차 왕성해져서 제 날짜에 달거리를 하게 된다. 충맥은 피가 모이는 곳이고 임맥은 임신하는 것을 주관하는 곳으로 이 두 가지가 서로 잘 소통되어야 임신이 수월하게 된다.

초경은 불규칙할 수 있다.

초경을 나이보다 빨리 하는 것은 자연스럽게 수확해야 할 열매가 미처 익기도 전에 나무에서 떨어지는 것에 비유할 수 있다. 너무 늦게 시작되는 초경도 역시 같은 원인에서다. 충임맥은 생리나 임신 등 여성의 건강과 밀접한 관계가 있기 때문에 한방에서는 초경의 시기를 매우 중요하게 여긴다.

초경을 경험하게 되면 신체적으로나 정신적으로 약간의 혼란과 고통을 겪게 마련이다. 요즘에는 생리를 시작하는 연령이 낮아져서 초등학교 고학년에 벌써 초경을 하는 경우가 많다고 한다. 정신적으로 미처 성숙하지 못한 상태에서 생리를 맞게 되면 몸과 마음의 불균형 상태가 오게 되므로 부모가 곁에서 세심하게 배려해주어야 한다.

초경이 시작되었더라도 당장은 신체가 미숙한 상태이므로 규칙적인 생리주기가 시작되는 것은 아니다. 하루나 이틀만에 끝날 수도 있고 길게는 열흘까지 계속되는 경우도 있다. 생리주기 또한 불규칙해서 처음 몇달 동안은 한달에 두 번 할 수도 있고 첫생리 이후 6개월 또는 1년 이상이 지나서 다음 생리를 하기도 한다. 그러나 일단 신체가 생리주기에 적응하게 되면 규칙적인 주기를 갖게 된다. 주기도 불규칙할 뿐더러 양이 많거나 적다가 대개 1, 2년의 시간이 지나면 정상적인 주기를 되풀이하게 되고 양 또한 일정해진다.

생리주기와 배란

난소와 자궁 등 여성의 내부 생식기는 한달을 주기로 생리와 배란을 되풀이한다. 난소는 자궁 양쪽에 각각 한개씩 있는데 길이 2.5~4cm, 폭 1.5cm 정도로 강낭콩처럼 생겼다. 난소의 가장 중요한 기능은 난자를 만들어내는 것과 여성호르몬을 생산하는 것이다.

오른쪽과 왼쪽에 하나씩 위치한 난소에서는 매달 교대로 한개씩의 난자를 만들어낸다. 성숙된 난자는 난소에서 저절로 터져나오게 되고 이것을 배란이라고 한다. 배란과 동시에 자궁내막은 에스트로겐과 프로게스타론이라는 여성호르몬이 분비된다. 이 두 가지 호르몬은 자궁내막을 부드럽고 두툼하게 만든다.

나팔관을 따라 자궁내막까지 내려온 난자는 정자와 만나 미리 준비된 푹신한 자궁내막에 착상하게 된다. 그런데 이 과정에서 난자가 수정되지 못하면 그동안 준비해두었던 자궁내막이 전부 질 밖으로 배출되는데 이것이 바로 생리다.

생리를 하게 되면 자궁내막은 다시 원상태로 되돌아가게 되고 이후 배란과 생리를 되풀이하게 된다. 정상적인 생리주기는 전달의 생리가 시작된 날부터 이달의 생리가 시작된 날까지의 기간으로 평균적인 주기는 대략 한달에 한번, 28일 정도지만 그보다 짧거나 긴 경우도 있다.

2 월경이 이상하면 건강에 빨간 신호등

"10명의 장부를 치료하기보다 1명의 부인을 치료하는 것이 더 어렵다"는 말이 있다. 실제로 부인병을 치료하는 데는 남성과 달리 병의 원인을 짚어내고 처방하는 과정이 더 복잡하다. 여성에게는 임신, 출산, 생리 등 여성 특유의 생리현상이 있기 때문이다.

〈단계심법〉에는 임신과 생리에 대해 아래와 같이 언급하고 있다.

"자식을 낳는 일은 먼저 생리가 순조로워야 한다. 부인의 무자(無子)한 것을 보면 생리가 미리 있거나 혹은 나중에 있으며, 많거나 혹은 적으며, 생리가 시작되려 할 때 통(痛)이 있거나 혹은 시작된 후에 통이 있으며, 빛깔은 자색(紫色)이거나 혹은 검고, 묽거나 혹은 엉켜서 고르지 않으니 생리가 이렇듯 고르지 않으면 혈기(血氣)가 정상에서 어긋나는 것이므로 잉태하지 못한다."

또한 한방에서는 생리의 상태뿐 아니라 형상의 특징, 몸을 불편하게 하는 증상, 맥 등을 모두 아울러서 생리질환을 치료하게 된다. 한방치료는 겉으로 나타난 병 자체를 없앤다기보다는 겉으로 드러나지 않는 병의 원인을 뿌리부터 제거한다는 의미가 강하므로 생리이상을 바로잡아주면 전체적으로 몸상태가 좋아진다. 불임치료에 앞서 월경을 고르게 조절하고자 할 때는 다음과 같은 증상을 살피게 된다.

생리가.어떻게.나오는가.

- 생리주기는 적당한가?

  정상적인 주기보다 점점 빨라지는지 며칠씩 늦어지는지를 본다.

- 생리량은 적당한가?

  출혈량이 이상적으로 적거나 반대로 너무 많이 나오는 경우를 따진다.

- 생리통이 심한가?

  통증이 생리 전에 나타나는지 생리가 있은 후에 나타나는지를 보며, 신체의 어떤 부분에 통증이 오는지도 중요하게 여긴다.

- 생리와 동반되는 불편한 증상은 없는가?

  하복부나 요통 등 일반적인 생리통 이외에 생리몸살이라고 할 수 있는 여러 가지 불편한 증상들이 나타나지 않는지를 본다.

- 무월경 기간이 긴가?

  계절에 한번씩 하는 월경도 있고, 일년에 한번만 운행하는 생리가 있으며, 평생 나오지 않는 경우도 있는데 임신은 가끔 되기도 하는데 썩 좋은 현상은 아니다.

  이밖에도 생리빛깔이나 월경혈에 덩어리가 있는지도 중요하다. 정상적인 생리빛깔은 암적색이다. 죽은피와 같은 암흑색이나 너무 옅은 담홍색, 또는 선홍색을 띠는 경우는 비정상적인 생리빛깔이다. 자궁 내 혈액순환 상태를 개선시켜주고 그와 병행해서 나타나는 증상에 따라 원인이 되는 내부 장기의 불균형을 없애주면 생리와 함께 나타나는 자궁질환들을 치료할 수 있다.

생긴 . 모습이나 . 성격은 . 어떠한가?

- 얼굴형과 체형은 어떤가?

  얼굴형이 각진 기과의 여성이나 남성처럼 생겨서 기가 실한 여성들은 기체와 혈허로 인한 생리불순을 겪기 쉽다.

- 이목구비의 모양은 어떠한가?

코가 크고 강하게 생겼는지, 입은 큰지, 입술은 매끄러운지를 살펴서도 기혈의 허실 정도를 쉽게 알 수 있다.

- **뚱뚱한 체질인가, 마른 체질인가?**

  비만일 경우 습담으로 인한 생리질환이 흔하고, 마른 여성은 혈허나 신경성으로 인한 생리불순이 오기 쉽다.

- **신경질적이고 예민한 성질은 아닌가?**

  한방에서 칠정상은 상당히 많은 병의 원인이 된다. 신경성 질환으로 생리불순은 물론 불임으로 고생하는 경우가 적지 않으므로 대수롭지 않게 여겨서는 안 된다.

- **손발이 차거나 아랫배가 냉하지는 않은가?**

  몸이 차면 자궁이 차게 되고 차가운 자궁 안에서는 순조로운 생리가 이루어질 리가 없다.

- **피부나 머리카락에 윤기가 있는가?**

  월경혈 속에는 단순히 혈액뿐만 아니라 체내의 노폐물도 함께 섞여 있다. 체내에 쌓인 찌꺼기가 말끔하게 잘 버려지면 몸의 혈행이 좋아지고 피부도 고와진다. 실제로 생리불순을 겪고 있는 여성들은 얼굴에 여드름이나 뾰루지가 생기기도 하고 피부가 거친 것을 볼 수 있다. 이는 자궁 속의 노폐물이 제대로 빠져나가지 못했기 때문이다.

3 생리주기가 점점 빨라진다

생리기간이 가까워지면 이것저것 챙겨야할 게 많다. 생리용품을 미리미리 준비해두는 간단한 일에서부터 운동이나 여행의 스케줄을 조정해야 할 때도 있고 옷차림도 평소와는 조금 달라지게 마련이다. 가임기의 여성이라면 생리기간을 중심으로 배란기를 체크하기도 하고, 임신을 원하지 않을 때는 배란기 동안 부부관계를 조심하는 등 자연피임의 기준으로 삼기도 한다.

그런데 생리주기가 일정하지 않고 들쭉날쭉한 사람은 계획적으로 이런 일들을 준비하기가 어렵다. 예기치 않게 생리주기가 빨라지거나 늦어지면 생활의 질서도 무너지기 쉽다. 문제는 생활만 불편한 것이 아니라 자궁을 비롯한 몸의 전체적인 상태가 불편하다는 점이다.

생리가 정상적인 예정일보다 빨라져서 4, 5일 이상 일찍 있는 것을 한방에서는 경조증(經早症) 또는 경선행기(經行先期)고 한다. 예정일이 더욱더 빨라져서 전체적인 생리주기가 약 20일 이내라면 생리가 잦다는 의미인 빈발월경(頻發月經)으로 분류될 수 있다. 생리주기가 빨라지고 양까지 많아지면 심한 경우에는 하혈로 이어지기도 하므로 임신을 앞둔 여성이라면 평소에도 생리주기와 양을 주의깊게 살펴야 한다.

경조증의 원인은 크게 세 가지로 나뉜다.

첫째, 혈허유열(血虛有熱 피가 부족하고 열이 있는 경우)이 원인일 때는 부족한 혈을 보충하고 열을 조절하는 치료를 해야 한다. 피부가 검고 마른 체질의 여성에게 주로 나타나는데 양도 적으면서 주기가 빨라진다.

둘째, 간의 기운이 뭉쳐서 혈이 정상적으로 운행하지 못해 주기가 빨라지는 경우다. 대개 화를 잘 낸다거나 자주 우울해하고 정신적인 스트레스가 심한 여성에게서 많이 나타난다. 간은 피를 저장하고 온몸으로 알맞은 양의 피를 순환하게 하는 기능을 하는 장기다. 정신적인 스트레스가 심하면 간에 화가 쌓이게 되고 기가 울체되기 쉽다. 간기울혈로 인한 경조증에는 소시호탕, 소요산, 귀비탕 등을 체질과 증상에 맞게 가감해 투여하면 잘 듣는다.

셋째, 심장과 비장의 기운이 허약한 경우에도 월경의 주기가 빨라지게 된다. 심비가 허약하면 기혈을 생성하지 못하고 충임맥의 기능이 약해져서 혈의 운행이 정상적으로 진행되지 않는다. 따라서 주기가 이르기 전에 생리가 흐르게 된다. 이때는 양도 적고 색도 묽은데 전신이 피로하고 어지러우며 가슴이 두근거리는 증상이 함께 나타나기도 한다. 귀비탕, 십전대보탕, 가미팔진탕 등을 꾸준히 복용하면 전신의 건강상태가 좋아지면서 생리주기도 정상적으로 조절된다.

사례 20 생리주기가 빨라지는 경우_
"한달에 두번씩 할 때도 있어요"

"처음에는 생리 예정일이 3, 4일씩 빨라지더니 어느 달에는 일주일이나 빨리 생리가 시작되더라구요. 주기가 빨라지긴 해도 생리가 있기는 있으니까 별로 걱정을 안 했어요. 그런데 두달 전부터는 거의 한달에 두 번 생리를 하게 되더라구요."

결혼한 지 3년 동안 아이가 없어 불임치료를 해왔다는 박씨는 서울의 모 초등학교에서 교사로 근무하고 있는 여성이었다. 코가 강하고 얼굴형이 갸름한 신과로 생겼는데 말 한마디를 해도 요점을 짚어가며 똑 부러지게 하는 걸로 보아 경우가 매우 바르고 일처리가 깔끔한 여성으로 보였다.

맥을 짚어보니 빠른 삭맥이 나왔다. 대개 속에 열이 많은 사람이 맥이 뛰는 속도가 빠르다. 평소에는 발바닥이 화끈거려서 잘 때도 이불 밖으로 발을 내놓고 잘 정도고 피부 가려움증이 심한데 특히 밤만 되면 옆에서 남편이 잠을 못잘 정도로 뒤척이며 긁는다고 한다. 피가 부족하고 피에 열이 있는 혈허유열로 판단되었다.

맥의 상태와 가려움의 증상이 밤에 특히 더하고 발바닥이 화끈거리는 증상들을 연관시켜보니 진음부족으로 인해 불임이 온 것이었다. 혈허유열로 인한 경조증을 우선으로 치료하면 생리가 정상적으로 돌아오는 것은 물론이고 발바닥이 화끈거린다거나 가려움증 같은 불편한 증상들은 없어지는데 몸이 균형을 찾아가면 자연적으로 불임은 해결된다.

박씨에게는 부족한 혈을 보충하고 건삽한 자궁을 기름지게 하는 가미사물탕과 피를 맑게 하고 열을 내리는 청경사물탕을 번갈아가며 투여했다. 얼마 지나지 않아 생리주기가 한달 정도로 규칙적이 되더니 곧이어 임신이라는 반가운 소식을 들려주었다.

오랫동안 아이가 없어 불임치료를 받아온 여성들은 단순히 생리가 끊이지 않는다는 것보다는 주기나 양, 색깔, 덩어리의 정도 등을 평소와 비교해서 살펴봐야 한다. 불임을 치료하려면 조경(생리가 순조롭게 되도록 돕는 것)이 최우선이기 때문이다.

사례 21 생리주기가 빨라지는 경우_
"기운이 하나도 없어 쓰러질 것 같아요"

키가 크고 눈매와 입매가 시원시원하게 생긴 여성이 진료실 문을 열고 들어왔다. 차트를 보니 나이는 30대 초반이고 결혼한 지 8년 됐으며 아이 하나를 두고 있었다. 얼굴은 네모나게 각이 졌는데 자세히 보니 광대뼈 주위에 거무스름한 기미가 가득했다. 얼굴에 기미가 있으면 자궁의 기능이 온전하지 못하다는 것을 보여주는 대표적인 신호다. 생리를 중심으로 여러 가지 불편한 증상들을 물어보았다.

"전에는 정확히 주기가 28일이나 29일이었어요. 그런데 생리가 한 서너 달 전부터 빨라지더니 지난 달과 이번 달에는 한달에 두 번이나 생리가 있었어요. 한번 시작하면 깨끗하게 끝나지 않고 찔끔찔끔 계속 나오는 바람에 거의 한달 내내 생리대를 사용하고 있는 것 같아요."

안씨가 말하는 것은 일반적인 경조증과 별반 다른 데가 없었다. 다만 키가 보통 여성들보다 큰 데다 결혼 전부터 다닌 직장생활이 꽤 힘들다는 것으로 보아 노력(勞力)이 너무 심해 나타나는 월경병으로 생각해 양기(陽氣)를 올려주는 처방을 쓰려고 했다.

그런데 말하는 중에 계속 한숨을 쉬는 것이 마음에 걸렸다. 어깨가 축 처질 정도로 눈에 띄게 한숨을 쉬고 얼굴에 밝은 기운이라고는 하나도 없이 무표정했다. 가슴이 답답한지 명치 부위를 주먹으로 토닥토닥 치기까지 했다.

"월경불순 말고 최근 뭐 걱정되는 일이라도 있으십니까? 직장 일이 뜻대로 안 된다거나 아니면 남편이나 아이에게 무슨 문제라도 있는가 싶습니다만."

잠시 주춤하던 안씨가 고개를 들었다. 얼핏 눈가에 분노의 감정이 지나가는 것 같더니 이내 말을 이어갔다.

"남편이 외도를 하는 것 같아요. 그전에는 좀 이상하다 싶은 기미만 있었는데 몇달 전에 확인을 했거든요."

퇴근시간이 자주 늦고 술자리가 잦아지는 남편이 미심쩍어 휴대폰 비밀번호를 알아냈는데 거기에 다른 여자와의 통화기록이 고스란히 남아 있었다는 것이다. 한바탕 소동을 치른 후 남편이 용서를 빌었고 아이를 생각해서 이혼은 하지 않았다고 한다. 그후 식사도 제대로 하지 못하고 가슴이 답답해 한숨을 자주 쉬는 버릇이 생겼으며 아침에 일어날 때 입이 너무 쓰고 감기몸살처럼 으슬으슬 춥고 기운이 없다고 했다. 맥은 빠르고 힘이 있었다.

속사정을 듣고 보니 위의 모든 증상들은 다름 아닌 마음의 병이었다. 배신감과 수치심, 분노가 지나쳐서 간 경락이 심하게 손상되었고 혈을 주관하는 간기능의 이상으로 생리주기가 온전하게 지켜지지 못하고 있는 것이다. 안씨에게는 소요산을 증상에 맞게 적절하게 가감해 투여했다. 우리 몸은 매우 민감하게 마음상태와 연관되어 있으며 결코 거짓말을 하지 못한다. 신경 쓰는 일이 있으면 얼굴에 조그만 뾰루지라도 솟아오르게 해서 기어코 몸의 불편함을 알린다. 병이 깊어지면 약을 써서 치료를 해야 하지만 마음을 편안하게 다스리는 것이 몸을 건강하게 지킬 수 있는 으뜸 보약이다. 다행히 안씨의 경우 얼마 지나지 않아 월경의 상태가 평소처럼 좋아졌고 감기몸살 같은 증상들이 없어져서 훨씬 지내기가 편하다고 했다. 마음은 편안한지 굳이 확인하지는 않았다. 다만 의사의 입장에서는 생리가 고르게 돌아오고 불편한 증상들이 없어졌다고 하는 것으로 대충 짐작만 할 뿐이다.

> **생리불순에 좋은 약쑥과 익모초**
>
> 생리를 순조롭게 하는데 도움이 되는 대표적인 약재로는 쑥, 익모초를 들 수 있다. 약쑥은 대파와 함께 복용하면 좋은데, 약쑥 40그램 정도를 준비한 다음 뿌리가 달려있는 대파 밑동을 함께 물에 넣고 푹 달인다. 이 물을 하루에 세 번씩 식사 전에 마시면 된다. 약쑥은 피를 잘 돌게 하고 아픔을 멎게 하는 작용이 있다. 여성의 생리와 출산 전후의 병을 치료하는데 도움이 되는 약초 익모초는 단오 무렵에 꽃이 다 피지 않은 것을, 뿌리의 윗부분을 잘라 그늘에 말려 이용한다. 하루 20그램씩 물 5컵에 넣고 반으로 줄어들 때까지 달여 수시로 복용하면 된다.

4. 생리주기가 점점 늦어진다

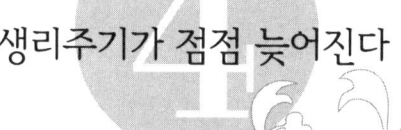

생리가 예정일보다 2~3일 정도 늦어지는 것은 흔히 있는 일이지만 그 주기성이 생리적인 한계를 벗어나서 생리가 비정상적으로 늦어지는 것을 한방에서는 경지증(經遲症) 또는 경행후기(經行後期)라고 한다. 경지증은 난소의 기능이 떨어져서 배란에 장애가 있거나 자궁내막에 이상이 생겼을 때, 내분비장애 등 여러 가지 원인이 있으나 한의학적인 관점에서 보면 대개 3가지 정도로 정리할 수 있다.

첫째, 간장·비장·신장의 허손으로 인한 경우다. 간은 혈을 저장하고,

비는 혈을 통솔하며, 신은 정을 저장하는 장기다. 그런데 이 간장, 비장, 신장의 기능이 허손하면 충임맥을 통솔하는 기혈이 부족하게 된다. 충임맥은 혈해라 하여 혈의 본체인 여성에게 있어서는 매우 중요한 의미를 갖는다. 충임맥의 기혈이 부족하면 당연히 월경장애가 나타난다. 생리주기가 늦어지는 것 외에도 생리량이 매우 적다. 얼굴색이 창백하고 빈혈이 있는 경우도 있다.

둘째, 혈허유한(피가 부족하고 차다)으로 오는 경지증이다. 몸이 찬 사람에게서 많이 나타나는데 입술색이 푸르스름하거나 어제가 푸르다. 몸이 냉한 사람은 손발이 차고 추위를 많이 타는 것이 특징이다. 차고 냉하다는 말은 단순히 온도가 낮다는 것만을 의미하지는 않는다. 날씨가 추우면 몸을 웅크리게 되고 자연 활동성이 떨어지는 것처럼 피가 냉하면 활발하게 움직이지 못하고 제대로 순환하지 못한다. 혈허유한으로 생리주기가 늦어지면 자궁을 따뜻하게 해주고 기와 혈이 잘 소통되게 한다. 이 경우 생리빛깔이 거무스름할 때가 많은데 혈열로 인해서 자흑색을 나타낼 때와 잘 구별해서 처방해야 한다.

셋째, 담습으로 인한 경지증이 있다. 양념이 진하고 기름진 음식을 좋아하거나 날것, 찬 것을 오랫동안 섭취할 경우 체내에 습담이 많이 생기게 된다. 습담은 경맥과 자궁의 기혈순환을 방해하므로 여성의 경우 월경에 이상이 오기 쉽다. 이럴 때는 체내에 뭉쳐있는 습과 담을 제거해야 생리가 제대로 돌아온다.

사례 22 생리주기가 늦어지는 경우

"16세에 초경 후 생리가 자꾸 늦어져요"

30세의 서씨는 본인의 표현대로라면 몸이 종합병원이라고 했다. 결혼생활 3년 동안 아이가 없어 병원에서 검사해본 결과 다낭성난소증이라는 진단이 나왔다고 한다. 난소에는 난자를 품고 있는 여러 개의 주머니(난포)가 있다. 정상적인 난포 외에 여러 개의 물혹이 생기는 것이 다낭성난소증후군이다. 호르몬의 이상분비로 인한 현상으로 월경을 해도 배란이 되지 않으며 생리의 양이 과다하게 많거나 무생리가 되는 등 여러 가지 증상이 나타난다. 서씨의 경우 생리가 자꾸 늦어지면서 현재는 두세 달에 한번씩 한다고 한다.

"시험관시술도 해봤는데 두 번 모두 실패했구요. 현재는 무배란이라고 하네요. 배란을 유도하는 호르몬 치료를 해야 하는데 워낙 몸이 안 좋아서 우선 기운이라도 차린 다음에 치료받으려고요."

불임치료에 빠지지 않는 호르몬 치료는 한의학적인 입장에서 보면 피를 말리는 일이나 다름없다. 자궁은 혈실이라 불릴 정도로 피가 충분하고 윤택해야 한다. 장기간 호르몬 치료를 하고 약을 복용한 여성은 심한 혈병 때문에 임신이 오히려 어려운 경우가 많다.

우선 생리와 전신의 상태에 대해 들어보기로 했다.

"초경은 언제 했습니까?"

"남들보다 좀 늦게 했어요. 중학교 3학년 땐가 했으니까."

16세에 초경을 시작한 후 2~3년 동안은 일년에 고작 한번 정도만 생리를 했다고 한다. 미리 이같은 증상에 대해서 치료를 받았더라면 불임 때문에 고생을 덜 했을 거라는 생각이 들었다.

맥을 짚는 손이 무척 차갑고 눈밑이 거무스름한 것으로 보아 담음의 증상이 있을 것 같았다.

"먹어도 소화가 안 되고 항상 속이 더부룩하고 명치가 가끔 아파요. 머리가 복잡하고 이것저것 잡다한 생각이 많아요. 결혼하기 전에는 참 건강한 체질이었는데 남편에게도 미안하고 집안 어른들 뵙기도 시댁보기도 민망하네요."

"가슴이 답답하고 허리나 옆구리에 통증이 있고 늘 피곤하시죠? 추웠다 더웠다하는 증상이 반복되는 한열 증상도 있구요. 혹시 목에 가래가 낀 것도 아닌데 답답하게 뭐가 걸린 것 같지는 않습니까?"

서씨가 황당하다는 듯이 웃으면서 되물었다.

"저같은 환자가 많은가봐요?"

소화가 안 되고 속이 더부룩한 것, 뱃속이 물 흐르듯 꿀렁거리는 소리가 나는 것, 허리나 옆구리가 아픈 것, 가슴이 답답하고 추웠다 더웠다를 반복하는 것은 담음의 세트증상이라고 설명해주었더니 고개를 끄덕인다.

"환자분의 문제는 우선 몸이 냉하다는 것입니다. 손발이 찬 것이나 앞서 말한 담음의 증상들은 모두 몸이 냉하기 때문이에요. 몸이 냉하다는 것은 몸속을 흐르는 피가 차다는 뜻인데 피가 차서 원활하게 순환이 되지 못하니까 생리도 늦어지고 온갖 불편한 증상들이 오는 겁니다. 몸을 따뜻하게 해주면 불임은 자연스럽게 해결됩니다."

서씨처럼 기과로 생긴 여성은 몸이 찬 경우가 많다. 몸을 따뜻하게 해주고 몸속에 생긴 담음을 없애기 위해 제음단을 체질에 맞게 가감했는데 예상대로 임신이 되었다. 약을 정성껏 먹으면 임신이 될 거라고 미리 말해두었지만 불임치료를 위해 병원을 방문한 것이 아니었던 서씨는 뜻밖의 결과에 몹시 좋아했다.

사례 23 생리주기가 늦어지는 경우 _ "찬물에 닿으면 두드러기가 생겨요"

"올 가을이면 결혼을 시켜야 하는데 이 애가 생리가 고르지 않다고 해서요."

걱정스런 얼굴을 한 어머니 곁에서 27세의 박양이 수줍게 웃었다. 몇달 전부터 생리가 4, 5일씩 늦어지더니 점점 주기도 길어지고 불규칙해졌다고 한다. 생리통도 더욱 심해져서 진통제를 달고 사는데 한약을 먹으면 생리통을 줄일 수 있는지 묻기도 했다. 피부색이 유난히 창백하고 맥을 짚어보니 물속에 가라앉은 듯 깊은 곳에서 느껴졌고 뛰는 속도가 느렸다. 맥상으로 보아 원래 몸이 허약하고 속이 찬 것을 알 수 있었다. 맥이 느린 지맥을 보이는 사람은 속이 차거나 기가 부족한 상태를 나타낸다. 평소 찬 것을 먹으면 설사를 잘 한다거나 추위를 참지 못하는 사람에게서 나타난다.

박양 역시 손발이 차고 아랫배가 차며 추위를 몹시 탄다고 했다. 소변이 찬물처럼 너무 맑게 나오며 대변이 항상 묽게 나오는 것도 몸이 냉한 것이 원인이었다. 특이한 것은 찬물에 닿으면 마치 소름이 돋듯이 두드러기가 올라와 쉬 가라앉지가 않으며 선풍기나 에어컨을 직접 쐬기만 하면 시퍼렇게 피부색이 변한다는 것이다. 증상을 종합해보니 체내에 오래된 냉적이 있다고 판단해 몸을 따뜻하게 덥혀주고 따뜻해진 피가 온몸을 잘 순환할 수 있도록 오적산을 투여했다. 약을 복용한 후 가장 먼저 생리통이 없어졌으며 생리주기도 차츰 정상을 되찾았다고 한다. 무엇보다 너무 창백해서 아픈 사람같이 보이던 얼굴이 발그레한 혈색이 돌면서 훨씬 건강해 보이는 것이 결혼을 앞둔 처녀에게 좋은 선물이 된 것 같아 필자도 덩달아 기분이 좋아졌다.

박양의 경우 처음에는 혈허유한(血虛有寒)을 치료하는 통경사물탕을 쓸 수도 있었으나 문진 결과 찬물에 닿으면 두드러기가 일어나는 점 때문에 오적산을 쓰게 되었다. 위의 경우 흔치않은 증상이기 때문에 문진상으로 밝혀내기가 쉽지만 환자 자신은 대수롭지 않게 생각하는 사소한 병증들이 중요한 처방의 열쇠가 되기도 한다. 자면서 잠꼬대를 심하게 한다거나, 소변을 자주 본다거나, 입이 마르는 등도 한의학적 증상의 기준이 되는 사례들이다.

5 생리량이 너무 많다

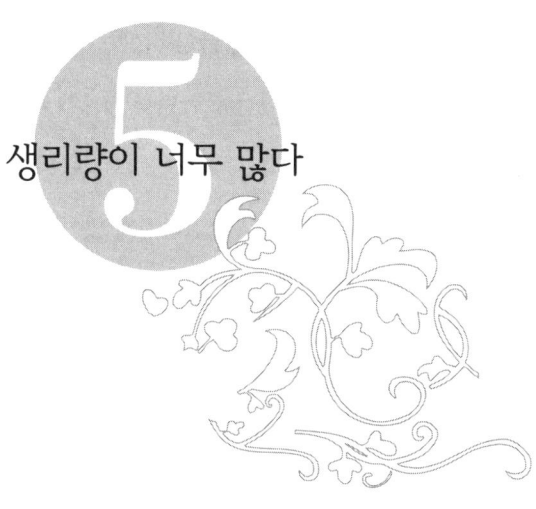

　29세의 미혼 여성인 조씨는 생리기간 중에는 가능한 한 친구들과의 약속을 피한다. 몇달 전 생리가 시작하던 날 평소와 다름없이 외출했었는데 생리가 엄청나게 쏟아지는 바람에 황급하게 집으로 돌아온 적이 있기 때문이다. 조씨의 경우 특히 둘째 날에 가장 심한데 화장실을 다녀오기가 무섭게 다시 들어가야 할 정도로 심한 생리과다였다. 이렇게 정상보다 훨씬 많은 양의 생리를 하게 되면 전신이 어질어질하고 가슴이 두근거리며 자꾸 피로를 느끼게 된다. 심하면 정신을 잃고 쓰러지기도 한다. 생리량이 지나치게 많은 것을 한방에서는 과다월경 또는 혈붕(血崩)이라고 한다.

　　배란기가 되면 자궁은 수정란이 잘 자랄 수 있는 환경을 만들기 위해 부지런히 자궁내막을 살찌우기 시작한다. 그러다가 수정이 되지 않으면 쓸모가 없어진 자궁점막과 기타 분비물들이 저절로 벗겨져서 피와 함께 체외로 배출된다. 이것이 여성이라면 한달에 한번씩 치르게 되는 생리의 과정이다. 그런데 배란이 제대로 이루어지지 않고 여성호르몬이 불균형해지면 자궁내막이 이상증식을 하게 되고 생리량이 지나치게 많아진다. 대개 다음과 같은 경우 과다월경이 일어나기 쉽다.

- 스트레스나 정신적 긴장 상태가 심한 경우. 화(火)가 지나치면 혈붕으로 이어진다.
- 생리기간 중에 성생활을 한 경우. 충임맥이 상해 경혈이 쏟아지기도 한다.
- 위장기능이 저하된 경우. 위를 보하고 기운을 끌어올리는 처방을 한다.
- 갱년기우울증으로 인한 경우. 이때는 절대로 강력한 약을 써서는 안 되며 청열(淸熱 성질이 찬 약으로 열을 내림)하고 혈을 돋우는 처방을 써야 한다.
- 처녀가 성관계하는 생각을 깊이 하는 경우. 과다월경뿐 아니라 심하면 전신이 허로 상태가 된다.
- 평소 기름지거나 맵고 뜨거운 음식을 과식한 경우. 체내에 생긴 열이 자궁

까지 침입해 생리량이 많아진다.

- 사열이 혈실에 들어온 경우. 세균감염 등으로 자궁에 염증이 생기면 과다생리가 된다.

이와 같이 과다생리라는 증상은 똑같아도 각기 그 원인이 다르므로 환자의 병증과 형상, 심리상태 등을 잘 살펴 세심하게 진료해야 한다.

사례 24 생리량이 많은 경우_"시작했다 하면 열흘 동안 펑펑 쏟아져요"

30대 후반의 이씨는 생리기간만 다가오면 마치 빚쟁이에게 쫓기는 사람처럼 안절부절 못한다고 한다.

"양이 너무 많아서 말 그대로 펑펑 쏟아지는데 한번 시작했다 하면 일주일은 예사고 열흘, 심지어는 보름까지 간 적도 있어요."

눈에 띄게 증세가 심해진 것은 한 석달 전부터. 걱정스러울 만큼 양이 많아지더니 급기야 전신이 어질어질하고 서 있기조차 힘들다고 했다.

"소화는 잘 되십니까?"

"웬걸요. 속이 메슥거려서 제대로 식사를 할 수가 없어요."

이씨는 얼마 전에 조그만 가게를 개업했다고 한다. 인건비를 줄여보려고 친정 동생과 둘이서 운영을 하고 있는데 일 자체도 힘들지만 경험이 없으니까 신경도 많이 쓰이는 듯했다. 이씨의 경우 기혈이 허하고 양(陽)이 약해져 있는 상태로 일이 고되고 심리적인 스트레스까지 겹쳐서 혈이 폭망한 상태로 보였다.

우선 현재 상태가 너무 심해 우선 기혈을 돋우고 양(陽)을 보충하는 전생활혈탕(全生活血湯)을 투여해 몸을 추스르게 했다. 어느 정도 몸이 제자리로 돌아온 다음에는 근본 원인을 없애기 위해서 위장의 기운을 좋게 하면서 혈탈(血脫)을 치료하는데 으뜸인 익위승양탕(益胃升陽湯)을 처방했다. 몇 달 동안 꾸준히 치료한 결과 쏟아지듯 나오는 생리도 많이 줄었고 속이 메슥거리는 증상이 없어지면서 몸이 훨씬 개운해진 것을 확인할 수 있었다. 몸의 탈은 마음의 탈에서 비롯된다는 말이 있다. 세상을 살아가는 일이 늘 즐거울 수야 없는 노릇이지만 마음의 탈은 곧 몸의 탈로 이어진다는 말을 깊이 새겨보는 것이 좋다.

생리가 지나치면 병이 된다

생리과다는 어지럼증이 자주 생기고 만성피로의 증세를 보인다. 자궁근종, 자궁내막암 등 '여성의 이상'을 알리는 신호이기도 하다. 특히 폐경기를 앞둔 중년 이상의 여성이라면 양이 많아지는 것을 대수롭게 여기고 지나쳐서는 안 된다.

폐경이 가까워지면 자연스럽게 생리주기가 짧아지고 대신 양이 많아지는 경우가 있다. 그러나 생리혈이 검고 갈색빛이 나거나 생리주기가 3주 미만이라면 폐경보다는 자궁내막증식증이나 자궁내막암을 의심해볼 수 있다. 자궁내막에 혹이나 폴립이 있을 때도 월경 이상이 나타날 수 있으며, 다낭성난소증후군 등으로 무배란성 이상출혈이 나타날 수도 있으므로 생리주기와 함께 항상 양을 체크해봐야 한다.

생리량이 너무 적다

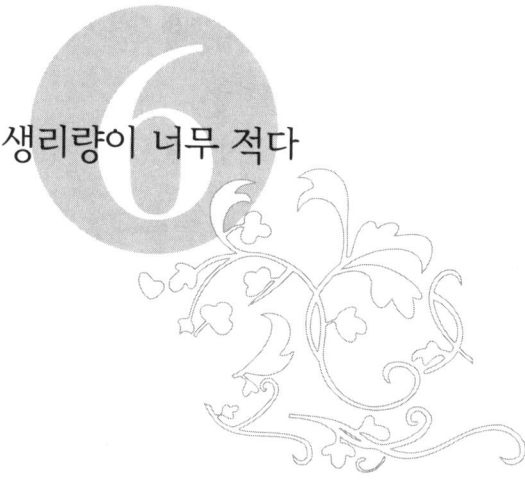

　생리가 하루나 이틀 정도면 끝난다거나 생리량이 너무 적으면 과소생리라고 한다. 생리량이 적다고 하면 대부분의 여성들은 간편해서 좋겠다고 생각하기 쉽다. 그러나 생리량이 너무 적다는 것은 곧 월경출혈이 순조롭지 못하다는 뜻으로 한방에서는 이를 경행불리(經行不利)라고 한다. 양이 적기는 하나 꼬박꼬박 있고 배란도 정상적으로 된다면 임신하는데 무리는 없을 것이다. 그러나 경행불리는 현재 몸상태가 손상되어 있고 자궁을 비롯한 난소나 나팔관 등 임신에 관계되는 여성 생식기가 순조롭게 제 기능을 다하지 못하고 있는 것을 의미하므로 신경 써서 치료해야 한다. 과소생리가 오래되면 아예 생리가 끊어지는 무생리가 되거나 조기폐경하는 경우가 있으므로 증세가 나타난 초기에 적절한 치료를 받는 것이 평생건강을 지키는 길이다.

생리의 양이 적어지는 것은 거의 대부분 몸이 허하기 때문인데 대개 다음과 같은 원인 때문에 나타난다.

첫째, 생리 전 과다한 설사나 땀 등으로 진액이 마른 경우에 양이 줄어든다.

둘째, 자궁이 약하고 차가워져서 기혈순환이 막힌 경우. 이때는 자궁을 따뜻하고 튼튼하게 해주는 온경탕, 천금조경탕, 조경종옥탕, 오적산 등을 체질에 맞춰 처방한다.

셋째, 평소에 찬 음식이나 날것을 즐겨서 몸에 한습(차갑고 습한 기운)이 생겼거나 외부에서 한습이 침범해 양기가 손상된 경우. 자궁을 따뜻하게 해주고 습을 없애주는 오적산, 이진탕, 도담탕 계통을 적절히 가감해 처방하면 아랫배의 살도 빠지면서 생리량이 정상으로 돌아온다.

넷째, 자궁 내에 어혈이 있는 경우다. 자궁 내에서 혈의 운행이 순조롭지 못하면 혈이 뭉치게 되고 이러한 어혈이 몸에 쌓이면 생리의 양이 줄게 된다. 앞의 세 가지 원인이 한증인 것과는 달리 이것은 열증에 속한다. 이 경우 생리빛깔이 자흑색을 띠고 냄새가 역하다. 자궁의 나쁜 열을 없애고 어혈을 치료하는 처방을 장기간 써야 한다.

사례 25 생리량이 너무 적은 경우_"결혼 4년 동안 아이가 없어요"

눈꼬리가 올라가고 코가 올라간 태양형으로 생긴 박씨는 결혼하고 4년 동안 아이가 없어 불임치료차 내원한 여성이었다.

"결혼 전에 인공유산을 한 적이 있었는데 막상 결혼하고 아이를 가지려니 임신이 안 되네요."

인공유산은 자궁뿐만 아니라 몸 전체에 많은 손상을 가져오게 되므로 시기를 놓치지 말고 적절하게 치료해 자궁을 보호하고 몸을 정상적인 위치로 돌려놓아야 한다. 그런데 결혼도 하기 전에 유산을 하게 되면 편안하게 몸조리를 할 상황이 안 될 것이 뻔하다. 박씨의 경우도 가족에게조차 쉬쉬하며 몸과 마음이 긴장된 상태에서 회복기간을 보냈다고 한다. 그후로도 몸이 계속 안 좋았고 급기야 결혼 후의 불임으로 이어진 것이다.

"생리는 정상적으로 하십니까? 초경은 언제 시작하셨나요?"

생리가 제대로 돌아와야 임신이 수월한 것은 당연한 이치다.

"초경은 중3 끝나는 겨울방학 무렵이었으니까 열여섯 살 정도요. 친구들보다는 많이 늦었던 셈이죠. 남들 다 하는 생리가 시작되지 않아서 걱정은 좀 됐지만 다들 생리하는 게 귀찮다고 하길래 늦게 시작한 것을 다행으로 여겼

었거든요."

생리량도 정상에 비해 무척 적었다. 기간도 3일 정도면 끝나는데 3일 내내 피가 거의 나오질 않는 때도 있다고 한다. 소변을 자주 보고 아랫배가 많이 나와 있었는데 목에 가래가 낀 듯한 매핵기의 증상도 보였다. 14세에 시작해야 할 초경이 2년이나 늦어졌다면 타고난 충임맥이 허손한 탓이며 인공유산의 영향으로 약해진 자궁이 충분히 회복되지 않았다고 판단되어 조경종옥탕을 썼다. 꾸준히 약을 복용한 후 기쁘게도 임신이 됨과 더불어 여러 가지 나쁜 증상들이 씻은 듯이 없어졌다며 무척 신기해했다. 그런데 임신 중기 무렵 정기검진에서 태아가 거꾸로 있다는 말에 놀라 한약으로 치료할 수 없을까 걱정하며 내원했다.

"아직 출산까지는 시간이 있으니까 좀더 기다려보자고는 하는데 저는 순조롭게 자연분만하고 싶거든요. 워낙 병치레를 많이 해서 제왕절개하는 것도 겁이 나요. 임신이 되어서 좋긴 한데 너무 힘들고 숨이 차네요. 먹은 것도 잘 체하고 감기를 달고 살아요. 약을 먹을 수도 없으니 이러면서 석달을 어떻게 견딜지 막막해요."

"임신이 되면 몸이 예전 같지 않은 건 당연합니다. 하지만 몸상태가 좋지 않으면 증세가 심해지고 출산에 영향을 줄 수도 있으니까 한약을 잘 맞춰서 드셔보세요. 아마 좋아지실 겁니다."

박씨에게는 팔진탕을 증상에 맞게 가미해 처방했다. 그후 손발이 저린 증세를 비롯해서 임신 중 불편한 증상들이 상당히 호전되었다. 상태를 묻는 간호사의 전화에 박씨는 몸이 날아다닐 것 같다며 분만에도 자신감이 생겼다고 기뻐했다.

사례 26 생리량이 점점 줄어드는 경우
"걸핏하면 설사에 피로를 달고 살아요"

40세의 정씨는 진료실에 들어서는 순간 강하게 쭉 뻗은 코부터 눈에 들어왔다. 한방에서는 비수(鼻隧)의 길이, 즉 코의 길이로 대장의 상태를 알아볼 수 있다. 코의 길이가 길면 대장의 길이 또한 길다. 대장이 길면 현재 대장이 찬 상태이거나 찬 것에 상하기 쉬운 상태임을 알 수 있다.

환자 본인은 최근 들어 눈에 띄게 생리량이 줄어든 것 때문에 내원했다고 한다. 생긴 모습을 보아 생리이상은 대장의 이상에서 온 것이 분명하므로 소화와 배변 상태를 물어보았다.

"배가 살살 아프구요, 걸핏하면 설사를 해요. 찬 음료수를 마시면 십중팔구 바로 설사를 해서 요즘에는 몸조심을 하는데, 찬 것을 안 먹었는데도 설사가 잦네요. 조금만 많이 먹어도 그렇고, 기분이 안 좋을 때도 그렇고, 하도 설사를 하니까 몸에 힘이 하나도 없어요."

위(胃)는 열(熱)을 싫어하고 대장은 청냉(淸冷 찬 것)을 싫어한다는 말이 있는데 이 환자의 경우 코가 남자처럼 길게 쭉 뻗어 있으므로 필히 대장이 차고 이 때문에 아랫배의 통증도 있는 것이다.

설사가 잦아 몸속의 진액이 줄어든 것이 과소생리의 원인인 듯했다.

"갈증은 많이 느끼시나요?"

"특별히 그렇지는 않은데요."

갈증이 없는 것은 병이 음증을 나타내는 것임을 확인한 다음 가미이중탕을 처방했다. 그 결과, 안색이 뽀얗게 살아나고 복통과 설사도 없어졌으며 생리도 차츰 상태가 좋아지고, 지독한 피로에서 벗어나 원래의 활동력을 되찾았다고 무척 기뻐했다.

여성에게 좋은 약재, 당귀

당귀는 부족한 피를 보충하고 몸안에 피가 잘 돌도록 도와주는 역할을 한다. 옛날부터 부인들의 생리장애, 불임증, 자궁출혈 등에 탁월한 효과를 보여 '부인과의 성약'으로 불리기도 한다. 가정에서 당귀를 차로 복용할 때는, 한번에 20그램 정도의 당귀를 물에 넣고 푹 달여서 음료수 대신 마시면 된다. 당귀를 먹으면 사랑하는 임이 돌아온다는 전설이 전할 정도로 당귀는 여성에게 아주 좋은 약재다.

7 생리혈에 덩어리가 있다

생리혈은 피뿐만 아니라 자궁내막의 불순물이 섞여 나오는 것이기 때문에 약간의 분비물이 함께 묻어나오는 것은 정상적인 현상이다. 그러나 생리할 때 순두부처럼 뭉클뭉클한 핏덩어리가 함께 나오는 것은 매우 좋지 않은 증상이다. 대개 생리량이 많을 때 덩어리가 나오는 경우가 많다. 출혈이 많으면 혈액이 자궁 속에서 머무는 시간이 길기 때문에 혈액이 뭉친 덩어리가 커지는 것이다. 자궁 내에 노폐물과 피가 뭉친 것이 쌓이면 어혈이 된다. 자궁 내에 어혈이 있으면, 자연스럽게 흐르면서 제 역할을 다해야 할 피가 한군데에 뭉쳐 있거나 뭉친 상태로 돌아다니게 된다. 증상으로는 생리할 때 덩어리진 피가 나오고 심한 생리통을 동반하기도 한다. 피를 깨끗하고 맑게 하는 어혈치료제를 써서 처방한다.

사례 27 생리혈에 덩어리가 있는 경우
"6년 동안 불임치료를 했지만 아이가 안 생겨요"

32세의 허씨는 얼굴빛이 붉고 코가 강하게 생긴 여성으로 결혼생활 6년 동안 아이가 없어 내원했다. 손이 매우 차고 본인의 말로는 아랫배도 무척 차다고 했다.

"몸이 차면 임신이 안 된다는데 저도 그런가봐요. 몸을 따뜻하게 하는 한약을 먹으면 임신이 된다고 하기에……."

말끝을 흐리는 허씨에게 생리에 대해서 물어보았다. 주기가 들쑥날쑥 불규칙했지만 무엇보다 문제가 되는 것은 생리를 할 때마다 뭉클한 덩어리 피가 나온다는 것이다. 본인은 그저 생리량이 많아서 그런 거라고 생각하고 있었다. 뱃속에 덩어리가 있는 것은 '혈하'라고 하여 혈의 운행작용이 제대로 되지 않는다는 것을 의미한다. 자연히 혈의 중심인 자궁의 기능이 순조롭게 진행될 수가 없는 것이다.

허씨의 경우 결혼 초에 자연유산을 한 것이 문제였다. 임신 초기에 자연유산이 되는 경우는 종종 있지만 허씨는 임신 4개월째에 유산이 된 것이 문제였다. 임신을 하게 되면 3, 5, 7개월 때는 자궁문이 열려 유산되기가 쉬운 달이다. 그래서 그 달이 되기 전에 미리 열을 맑게 하고 아기를 편안하게 품을 수 있도록 준비하는 안태약을 꾸준히 투여한다. 허씨처럼 임신 짝수달에 유산이 되는 것은 자궁에 묵은 병이 있다는 증거이고 원래 허약했던 자궁이 자연유산을 겪은 뒤로 더욱 심각한 손상을 입게 되면 다시 임신하기가 힘들어진다. 허씨에게는 자궁을 튼튼하게 만들어주면서 뱃속에 엉긴 덩어리를 풀어내는 승금단을 처방했다. 가족과 함께 초조하게 아이를 기다리던 4개월 후 드디어 임신이 되었다는 소식을 들었다. 조카나 친구들의 아이만 봐도 눈물이 핑 돌았다는 허씨가 기뻐하는 모습을 상상해보니 덩달아 기분이 좋아졌다.

사례 28 생리혈에 덩어리가 있는 경우

"난소에 혹이 있어서 임신이 안 된대요"

29세의 장씨는 얼굴형이 역삼각형으로 생긴 신과의 여성으로 얼굴빛 또한 붉은기가 있었다. 생리주기는 규칙적이지만 검붉은 덩어리가 많이 섞여 나오며 심한 생리통을 동반하고 있었다. 결혼한 햇수는 얼마 되지 않았지만 병원에 하도 많이 다녀서 이제는 산부인과라면 쳐다보기도 싫다고 하는 장씨는 심신이 너무 지친 나머지 마지막으로 한의원에 의지하고 싶은 마음이 들어서 찾아왔다고 했다.

"양쪽 난소에 4㎝가량의 혹이 있대요. 또 자궁내막에 염증이 있는데 이것 때문에 임신이 안 된다고 하더군요. 1년 전에는 자궁에 혹이 있어서 떼어내는 수술을 받기도 했어요."

장씨 말대로 자궁상태가 몹시 좋지 않았다. 맥과 증상을 종합해보니 열이 울체해 생리할 때 덩어리가 많이 나오고 생리통이 심한 것으로 판단되어 사물탕에 황연, 황금, 향부자 등을 가한 가미사물탕을 썼다. 워낙 병치레를 많이 한 몸이라 걱정을 했었는데 다행히 약을 복용하고 얼마 후 소화가 안 되고 허리와 엉치가 아픈 증상이 씻은 듯이 없어졌다고 했다. 두 번째 약을 지어간 얼마 후 반갑게도 임신이라는 소식을 들었다.

35세의 권씨 역시 난소에 혹이 있는 것이 불임의 원인인 것 같다고 내원한 여성이다. 코가 강하고 아래로 쭉 내려붙어 있는 것을 비롯해 각진 얼굴과 강한 이목구비를 볼 때 전체적인 생김새가 무척 남성적이었다. 남성처럼 기가 왕성한 체질의 여성은 집안에서 아기자기하게 살림을 돌보는 것보다 밖에 나가서 왕성하게 활동하고 싶은 욕구가 강한 편이다. 그런데 권씨는 이와 반대로 직장생활을 꾸준히 해오다가 더 이상 나이가 들기 전에 아이를 가져야 한다는 조바심 때문에 퇴직을 한 지 1년쯤 된다고 했다. 집안에서 지내는 것이 답답하기만 한데 게다가 임신문제도 신경 쓸 일이 많으니 울체된 기가 뭉쳐서 병증으로 나타난 것이다. 자궁에도 순환장애로 불순물이 엉기거나 혹이 생기기도 한다. 권씨 역시 생리 때 덩어리가 나오고 빛깔이 검붉었으며 생리 전에 유방이 아프고 아랫배도 찌르르하니 아프다고 했다. 기혈이 울체해 피 순환에 문제가 생긴 것으로 보고 가미사물탕을 처방했다. 나이가 많다고 설마했던 권씨도 얼마 지나지 않아 임신을 하게 되었다.

> **심한 생리통은 치료를 받는다**
>
> 생리통으로 고생하는 여성은 전체 가임 여성의 30퍼센트에 이른다고 한다. 여중생과 여고생의 경우에는 이 비율이 더 높아져서 생리통을 호소하는 여학생이 50퍼센트에 육박한다는 통계가 나와 있다. 이처럼 나이가 어린 미혼 여성의 생리통은 자궁이 제대로 발달되지 않아서 오는 경우가 대부분이다. 생리통으로 고생하는 여성들을 보면, 생리통이 심해도 특별한 치료 없이 그대로 참고 넘기거나 간단한 진통제만으로 버티는 경우가 대부분이다. 하지만 생리통도 적절히 치료만 해주면 고통을 한결 덜 수 있으며 동시에 전신의 건강도 좋아진다. 생리는 여성의 건강상태를 그대로 반영하는 중요한 요소이기에 생리통이 심해지면 임신이라는 중대사를 그르치게 되는 것이다.

8 생리전증후군, 생리몸살이 심하다

 신경질, 심한 우울증, 전신피로감, 식욕저하, 두통, 요통. 한달에 한번씩 이런 증상들을 겪어야 한다면 어떤 기분일까? 이 증상들은 생리 전에 겪게 되는 여러 가지 증후군 중 극히 일부분이다. 흔한 신체적 증상들로는 유방 팽만감과 통증, 두통, 골반통, 체중 증가, 배변장애, 얼굴이나 손발이 붓는 증상 등이 있으며, 정신적 증상들 중에는 심한 긴장감, 짜증, 집중력장애, 과도한 불안감, 정서적 불안정 등이 흔하다. 평소와 달리 성적인 욕구를 심하게 느낀다거나 반대로 성욕이 감퇴되기도 하고 지나치게 많이 자거나 많이 먹는 경우도 적지 않다. 드물긴 하지만 가끔씩 신문 사회면에서는 생리전증후군으로 인해 도둑질을 했다는 여성의 기사가 올라오기도 한다. 서양의학에서는 생리전증후군의 증상을 150가지 이상으로 보고 있으며 최근에는 종합병원을 중심으로 생리전증후군 클리닉을 개설해 운영해오고 있다고 한다.

생리전증후군은 기원전 4세기에 히포크라테스가 언급했으며 성경과 탈무드에도 등장할 정도로 오래된 병이다. 앞서 말한 다양한 신체적, 정신적 증상이 생리 시작하기 일주일 전부터 시작되어 생리가 가까워질수록 심해지지만 생리가 시작되고 나면 수일 내에 사라지는 특징이 있다. 모든 증상이 생리가 끝나는 것과 함께 없어지고 다음 생리가 시작되기 얼마 전까지는 무증상 기간이 있기 때문에 특별히 치료해야 할 병이라고 여기지 못하고 그저 불편함만 감수하며 지내는 경우가 많다. 증세가 심하지 않은 사람은 약간 불쾌하다 싶을 정도로 끝나지만 일상생활이 힘들 정도로 심한 경우도 있다. 증상은 매달 다를 수도 있으며 어떤 달은 괜찮다가 어떤 달은 증상이 악화되기도 한다.

월경 전에 왜 이런 증세가 나타나는가는 현대의학에서도 뚜렷한 원인을 밝혀내지 못하고 있다. 원인이 불확실하므로 치료도 매우 다양하지만 국소적인 증상만 가지고 치료가 진행되는 것이 흠이다. 부종의 치료에는 식사조절과 더불어 심하면 이뇨제를 복용하게도 하며 호르몬제를 투여하기도 한다.

한방에서는 생리전증후군을 쉽게 생리몸살이라고 하는데 크게 두 가지 원인에 의한 것으로 본다.

첫째, 기혈이 허약한데 풍한(風寒)이 침범한 경우를 들 수 있다. 풍한이 경락에 머물면 생리가 오기 전에 마치 몸살을 앓는 것처럼 온몸이 쑤시고 아프며 두통이나 오한, 발열, 복통까지 일어나기도 한다.

둘째, 습담이 경락에 침범한 경우다. 기의 운행이 원활하지 못하므로 월경은 제대로 나오지 않고 몸살 증상부터 나타난다. 이럴 경우 한의학에서는 풍한습을 배제하고 기혈의 운행을 소통시켜주는 오적산, 심장기능을 도와서 12경맥을 좋게 해주는 귀비탕 등을 체질에 맞게 적절히 투여한다. 한약을 통해 생리몸살을 치료하는 것은 단순히 겉으로 드러나는 생리몸살의 증상을 없애는 것뿐만 아니라 불편한 증상들을 야기한 전신의 건강상태를 조절해준다는 의미가 있다. 따라서 임신을 앞둔 여성이라면 '생리와 함께 자연히 없어지는 증상이겠지' 하고는 넘겨버릴 것이 아니라 적절한 치료를 통해 조기에 증상을 바로잡아주는 것이 현명하다.

사례 29 생리몸살이 심한 경우_"남편도 가까이 못 오게 해요"

불임 때문에 방문했던 여성 중에 특히 기억에 남는 사람이 있다. 친지의 소개로 청주에서 예까지 올라왔는데 생리예정일이 일주일 정도 앞으로 다가오면 이유 없이 짜증이 나서 집안일이고 남편이고 다 정이 떨어진다는 것이다. 임신을 하려면 배란기에 맞춰 남편과 잠자리를 해야 하는데 하필 배란기와 엇비슷하게 일치해서 생리몸살이 시작되는 것이다. 정신적으로 몹시 피곤하고 예민해지는 것과 동시에 몸이 마치 지독한 감기를 앓는 것처럼 여기저기가 아프고 쑤셔서 남편이 다가오는 것이 꺼려지는데 임신이 제대로 될 리가 없는 것이다. 이 경우 불임치료에 앞서는 것이 우선 생리몸살부터 치료하는 일이다.

28세의 안씨도 비슷한 경험을 하소연했다.

"온몸이 으슬으슬 춥고 아프면 벌써 딱 감이 오죠. 전에는 감기에 걸렸나 했었는데 이제는 자연스럽게 달력을 보게 되요. 생리가 시작되기 일주일 전쯤에 항상 비슷한 증상이 오거든요. 어떤 달은 다리가 시리고 쑤시기도 하고 어떤 달은 몸이 너무 피곤해서 손가락 하나 까딱하기도 힘들고, 그러다가 생리가 시작되면 좀 괜찮아져요. 생리는 빛깔이 거무스름하고 양은 별로 많지 않아요."

형상을 살피니 얼굴빛이 거무스름하고 입술색이 푸른 것이 우선 눈에 들어왔다. 오색(靑黃赤白黑) 중에서 검은색은 북방한수(北方寒水)를 의미하므로 얼굴이 거무스름한 것은 차다는 뜻이며, 입술색이 푸르면 자궁이 차다. 손이 찬 것도 뱃속이 냉한 것이므로 이런 모든 증상들을 종합해 한증으로 결론지었다. 안씨에게는 오적산(五積散)에서 건강(乾薑)을 빼고 강활, 독활, 우슬,

생강, 대추를 가해서 쓴 결과 생리몸살도 없어지고, 평소에 비가 오거나 날씨가 흐리면 몸이 천근만근 무겁고 누구에게 얻어맞은 것처럼 아팠었는데 그 증상도 깨끗이 없어졌다는 말을 들었다.

안씨는 결혼 초 임신 4개월에 자연유산된 적이 있었다. 한의학에서는 임신 3, 5, 7개월의 양수(陽數 홀수)달에 유산이 되는 것보다 임신 2, 4, 6개월의 음수(陰數 짝수)달에 유산된 것을 썩 좋지 않은 현상으로 여긴다. 짝수달에 유산이 되는 것은 잠긴 문을 억지로 열어 자물쇠를 망가뜨리는 것처럼 자궁에 심각한 무리가 가게 된다. 생리몸살을 치료하기 위해 오적산 가감방을 쓴 것은 과거의 자연유산으로 인한 어혈을 치료하고 자궁의 기능을 회복시키기 위해서였는데 환자의 상태가 무척 좋아진 만큼 오래지 않아 임신소식이 들려오리라는 확신이 들었다.

사례 30 생리몸살이 심한 경우 _ "생리 전에 얼굴이 부어요"

"생리 5~6일 전부터 얼굴과 손이 푸석푸석하게 부어요. 신경질이 자주 나고 그때부터 생리가 시작될 때까지는 몸이 무겁고 찌뿌드드한 상태로 지내게 되요. 생리도 검붉게 조금 비치다가 2일 정도면 끝나버리구요."

미혼인 박양은 25세로 얼굴이 동글동글하고 전체적으로 통통한 양명형의 여성이었다. 생리의 증상과 광대뼈 부분이 불그스레한 것, 맥의 움직임이 빠른 것을 보아 혈의 운행이 나쁘다고 판단해 오적산에서 건강을 빼고 강활, 독활, 우슬을 가해 투여했는데 처음에는 뚜렷한 효과가 없었다.

의서에는 "노심(勞心)으로 인해 심장의 화가 위로 올라오면 생리가 운행하지 않는다"고 했으며 "처녀와 총각이 상념을 쌓은 것이 마음에 겹쳐서 사려가 과도하면 남자는 신색(神色 얼굴색)이 먼저 흩어지고 여자는 생리가 먼저 닫힌다"고 한 점을 감안해 다시 처방해보기로 했다. 박양의 경우 결혼을 앞둔 여성으로 여러 가지 생각이 복잡할 때라는 것과 삭맥(數脈)을 사려과도로 인해 심장이 손상 받은 맥으로 해석해 가미귀비탕을 썼는데 그 결과 생리가 정상적으로 시원하게 나오면서 몸이 붓는 현상도 없어졌으며 울적했던 기분도 무척 좋아졌다고 했다. 미혼여성들의 월경불순의 경우, 심비경(心脾經)을 좋게 해주는 귀비탕과 간비경(肝脾經)의 울체된 노기(怒氣)를 풀어주는 가미귀비탕을 많이 이용한다.

사례 31 생리몸살이 심한 경우 _ "기운이 없어서 쓰러질 것 같아요"

남자처럼 생긴 여성이 신경이 무척 예민하다고 하면 얼핏 어울리지 않는 것처럼 보인다. 40대 초반의 박씨는 피부가 검고 몸 전체의 뼈대가 굵은 체형이면서 얼굴도 코가 남자처럼 크고 강하며 턱이 두드러진 양명체의 여성이었다. 박씨처럼 남자같이 생긴 여성은 한방에서는 기가 실하다는 표현을 쓴다.

여성으로서 기가 왕성하면 기가 울체되기 쉬워 여러 가지 신경성 증상들이 나타난다.

"평소에도 기분이 늘 우울하고 신경이 몹시 예민해서 조금만 신경 쓰이는 일이 있어도 가슴이 답답해지고 잘 놀래요."

특히 생리하기 열흘 전부터는 기운이 없어서 쓰러질 것 같고 팔의 상박부위와 발바닥이 시리고 욱신거리듯 아프다고 했다. 생긴 모습과 증상들을 종합해보니 한증으로 인한 생리몸살로 보였다.

맥이 깊이 가라앉아 있고 느린 것으로 보아 병이 음증의 상태를 보였으며 팔의 상박부위와 발바닥이 시린 것은 풍한습(風寒濕)에 상한 것이라고 생각해 오적산에 강활, 독활을 가해 투여했다. 예상대로 가장 먼저 팔과 발바닥 시린 증상이 없어지면서 기운도 조금씩 나아지고 우울증도 많이 좋아졌다.

생리통이 심하다

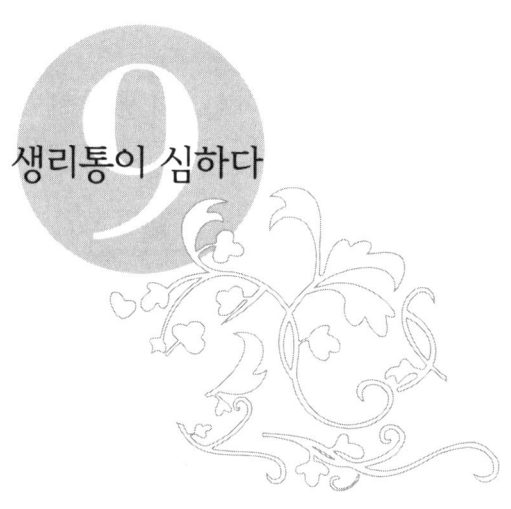

생리 때마다 심한 생리통으로 고생을 하면서도 으레 그러려니 여기고 진통제로만 달래는 여성들이 많은 것 같다. 불임치료차 내원한 31세의 이씨 역시 집에 진통제가 떨어질 날이 없다고 했다.

"생리할 때마다 항상 배가 아프고 허리와 양쪽 옆구리도 묵지근하게 아파요. 특히 생리 이삼일 전부터는 두통이 심해 밖에 나갔다가 돌아오면 밤에 잠을 못잘 정도로 증상이 심해져요."

그녀는 1년 후쯤 아이를 가지려고 산부인과에서 검사를 받아본 결과 난포가 잘 자라지 않고 배란이 정상적으로 이루어지지 않는다고 해서 걱정을 많이 하고 있었다. 맥과 증세로 보아 혈의 운행이 순조롭지 못해 생리통이 심한 것으로 보고 담화두통탕을 처방했더니 얼마 지나지 않아 생리통이 훨씬 줄었다고 했다.

꾸준히 약을 복용한 후에는 점차 생리주기도 일정해지고 병원에서 확인해보니 배란상태도 눈에 띄게 좋아졌다면서 좀더 일찍 치료를 받지 않은 것을 안타까워했다. 이씨의 경우 임신하기까지 특별한 문제는 없을 거라고 생각되며 계속적인 치료를 받고 있으니 머지않아 원하는 아이를 갖게 되리라는 기대를 해본다.

생리를 하는 여성의 절반 이상이 경험한 적이 있을 정도로 생리통은 흔한 증상이다. 생리통은 자궁이 충분하게 발육하지 못한 청소년기에 특히 심하다가 나이가 들면서 점차 나아지고 출산을 하고 나면 증상이 훨씬 경미해지는 경우가 많다.

자궁내막증, 자궁근종, 자궁내 피임장치, 골반염, 자궁의 선천성 기형 등으로 인해서도 생리통이 심하게 동반된다. 생리통은 불임과도 밀접한 관련이 있으므로 여자니까 당연히 겪어야 하는 질환 정도로 가볍게 생각할 것이 아니라 반드시 치료를 해주어야 한다. 한방에서는 생리통의 원인을 크게 다음 세 가지로 설명하고 있다.

기체로.인한.생리통.

　도로 위에 차가 너무 많으면 여기저기 막히고 부딪히는 사고가 많이 일어난다. 이와 마찬가지로 기가 너무 왕성한 여성은 기가 막히거나 뭉치기 쉽다. 기가 막히거나 뭉치면 혈도 따라 막히거나 뭉친다. 혈이 순조롭게 혈실을 돌지 못하고 몰려 있거나 피가 엉겼다가 흩어지지 못하고 덩어리가 되어 막혀 있으면 생리통으로 고생하기 쉽다.

　이처럼 혈의 운행이 좋지 못해서 생긴 생리통은 청열조혈탕이나 사물탕에 현호색, 향부자, 도인, 홍화, 황련 등을 넣어 쓰면 효과가 매우 좋다. 뼈대가 굵고 두상이 큰 여성, 얼굴이 각이 졌거나 피부가 검은 여성, 코가 크고 강하게 생긴 여성이 대개 이런 경우에 속한다.

　평소 신경이 예민하고 스트레스를 많이 받은 여성도 기가 체하고 혈의 운행이 나빠져서 생리통을 겪는 경우가 많다. 코가 짧고 콧구멍이 보이게 들렸으며 눈꼬리가 올라간 태양형으로 생긴 여성은 신경이 예민해 생리통으로 고생하기 쉽다.

혈허로.인한.생리통.

　항상 피곤하고 어지럼증이 있으며 생리가 끝난 다음 생리통이 오는 것은 혈이 부족하기 때문인데 혈허로 인한 생리통에는 가감사물탕이나 가미팔진탕을 체질에 맞게 적절히 투여하면 생리통뿐만 아니라 전반적인 건강상태가 무척 좋아진다. 입술이 자주 마르고 트는 여성, 피부가 건조하고 거친 여성, 머리카락이 많이 빠지거나 윤기 없이 부석부석한 여성이 대개 이런 경우에 속한다.

한습으로 인한 생리통

자궁이 냉하면 혈이 제대로 순환하지 못하고 뭉치기 쉽기 때문에 생리통으로 고생한다. 손발이 찬 여성, 입술색이나 얼굴이 푸른빛을 띠는 여성, 손바닥의 어제부분이 푸른 여성, 배가 나온 여성 등은 한습으로 인한 생리통이 많은 편이다. 손발이 차고 몸이 냉하면 자궁의 위치가 전굴되거나 후굴되는 경우가 많고 자궁벽과 경관이 긴장해 심한 생리통이 야기된다.

이밖에도 담음과 습담이 원인이 되어 생리통이 오는 경우도 있으므로 증상과 생긴 모습에 따라 적절한 치료를 해주면 생리통이 사라지면서 전신의 건강상태가 좋아진다.

사례 32 생리통이 심한 경우 _ "통증이 사라지자 임신 소식이……."

임신이 순조롭게 이루어지려면 생리질환부터 고쳐주는 것이 순서다. 28세의 한씨는 결혼생활 2년 동안 아이가 없어 불임치료차 내원했는데 평소 심한 생리통 때문에 고생이 이만저만이 아니라고 했다.

"생리기간이 다가오면 벌써부터 걱정이 되요. 이틀째는 거의 집안에서 꼼짝없이 지내는데 심할 때는 배를 움켜쥐고 방바닥을 굴러야 할 정도거든요."

"생리가 덩어리째로 나오지 않습니까?"

"맞아요. 양도 많고 뭉클한 게 덩어리가 섞여 나올 때가 많아요."

한씨는 얼굴이 각진 기과의 여성으로 평소 불임치료 때문에 신경을 많이 써 기가 울체된 것이 생리통의 원인인 듯했다. 기가 울체되면 생리할 때 덩어리가 나오는 경우가 많다. 생리 때가 아닌데도 허리와 옆구리를 돌아가며 아프고 아랫배가 꾸르륵거리며 아픈 것 등 일반적인 담음의 증상도 함께 보인 한씨에게는 사물탕에 향부자, 현호, 진피 등을 가미한 가미사물탕을 처방했다. 이 약은 불임과 직접적인 관련은 없는 약이지만 임신을 하려면 무엇보다 생리를 고르고 순조롭게 하는 것이 우선이라는 원칙에 따라 투여했는데 예상대로 순조롭게 임신이 되었다.

같은 기실한 상태라도 특징적인 증상이 더 있으면 이를 위주로 해서 치료를 해야 한다. 22세의 김씨는 코가 크며 강하게 생겼고 코끝도 내려왔으며 피부가 거무스름한 남성의 모습을 띤 여성으로 역시 생리통 때문에 내원했다. 이마와 좌우 관골에 여드름이 심하고 목에 가래가 늘 끼어있는 것 같아서 캑캑거리며 가슴이 답답하고 소화가 시원찮으며 피로를 쉽게 느끼고 손발이 찬 것이 특징이었다.

여성이 코끝이 내려오고 코의 모양이 살이 없이 강하게 생기면 남자처럼 기가 왕성하게 태어난 체질로 한의학에서는 기가 실(實)하다고 표현한다. 기가 실하면 혈의 운행이 순조롭지 못해 생리통이 오기 쉬운데 이 환자의 경우 몸이 찬 것을 치료해주는 것이 더 효과적이라고 판단되었다. 남자는 코가 크면 폐가 허한 것이고 여자는 코가 크면 대장이 허하고 냉한 것으로 본다.

손이 찬 것을 보아 김씨의 생리통은 한산증에서 비롯된 것이었다. 비위를 따뜻하게 조절하고 흉협(胸脇)과 방광, 소장, 신장 등의 기를 조절해주는 반총산을 적절히 가감 투여한 결과, 생리통은 어느새 사라지고 얼굴의 여드름까지도 깨끗이 없어졌다.

사례 33 생리통이 심한 경우 _ "자궁근종으로 통증이 심해요"

자궁근종은 자궁근육 속에 섬유조직 덩어리가 자라는 것으로 30대 이상 여성의 20%가 경험할 만큼 흔한 증상이다. 처음에는 증상이 없지만 나중에는 자궁까지 비대해지게 만들어 생리할 때 통증과 출혈이 심해진다. 일반적으로 자궁근종이 있으면 임신이 어렵고 임신을 해도 유산이 되기 쉽다. 자궁근종이 있으면 생리의 양이 많아지거나 하혈같이 부정출혈이 따르기도 한다.

골반 내 혈액순환이 나빠져 하복부통이나 요통이 생기기도 한다.

　　대전에서 올라온 권씨는 46세로 얼굴이 갸름하고 피부색이 검은 편이며 소양(少陽)기운을 띠고 있어서 예민하고 깔끔한 성격의 여성이었다. 10여년 전 산부인과에서 자궁근종이라는 진단을 받았었는데 현재는 생리량이 너무 많고 생리 전부터 끝난 후 열흘 정도까지 아랫배가 계속 아프다고 했다. 특히 뒷머리가 뻣뻣하고 머리통에 묵직한 것을 뒤집어 쓴 것처럼 두통이 심한 것이 특징이었다. 한방에서는 머리는 양두(陽頭), 생식기는 음두(陰頭)라 하여 마치 해와 달처럼 밀접한 관계를 지닌다.

　　이 여성의 예민하고 깔끔한 성격이 자궁근종이 생기는데 한몫을 했으며, 자궁근종으로 인해 두통이 왔다고 판단해 충임맥을 돋우는데 으뜸가는 온경탕을 꾸준히 투여한 결과 맥이 화평한 상태로 내려왔다. 20첩 복용 후에 본원에 다시 내원했다. 두통은 완전히 없어지고 거무스름하던 안색이 본색을 알아볼 수 없을 정도로 뽀얗게 밝아졌다. 그러나 자궁근종을 완전히 치료하려면 좀더 오랫동안 복약해야만 한다.

　　권씨와 비슷하게 생리 때가 되면 심한 두통으로 고생한다는 환자가 있었다. 현재 초등학교 교사인 양씨는 43세로 아이가 둘이며 유산한 경험은 없다. 보통 피부색에다 관골이 약간 나왔고 입술이 두툼하게 생긴 여성으로서 생리 전에 두통이 있으면 생리 후에는 괜찮고, 생리 전에 두통이 없으면 생리가 진행되는 중일 때나 끝난 후에는 반드시 두통이 나타난다. 그 고통이 너무 심해 병원에서 각종 검사를 다 받아봤지만 아무런 이상도 발견되지 않았다.

진맥한 결과 형태를 파악하기가 힘들 정도로 약한 맥이었으며 관골이 나온 것과 입술이 두툼한 점, 배가 고프면 화가 날 정도로 허기가 지고 조금만 움직여도 숨이 차는 증상들을 종합해볼 때 혈허로 인한 두통이라고 판단했다. 간은 혈을 저장하는 기관으로 혈이 허하면 당연히 간도 허해진다. 양씨에게는 혈이 허하고 간이 허한데 으뜸 처방인 인삼양영탕을 꾸준히 투여했는데 생리두통뿐만 아니라 등산 때마다 숨이 차서 힘들었던 증상도 말끔하게 치료되었다.

사례 34 생리통이 심한 경우 _ "소화도 안 되고 아랫배가 너무 아파요"

몸속에 담음이 있으면 생리를 비롯해서 대변이나 소변이 정상적으로 소통되지 않는다. 여기에 혈을 통솔하는 비장까지 허하면 월경상태는 당연히 나빠진다. 중학생인 김양이 바로 그런 경우인데 생리통이 너무 심해서 학교에 못갈 정도라고 했다. 평소에도 손발이 차고 소화가 잘되지 않아 늘 기운이 없는데 생리가 시작되면 머리가 아프면서 토할 것같이 메슥거리고 어지러우며, 몸이 갑자기 더웠다 또는 으슬으슬 춥기도 하고, 괜히 놀란 것처럼 가슴이 두근거리며 헛배가 부르면서 아랫배가 무척 아프다는 것이었다.

맥을 짚어보니 비위가 나쁘고 담음을 나타내는 활맥을 띄었다. 비위가 허약하고 손발이 찬 것 등, 다른 증상들을 종합해봤을 때 담음으로 인한 생리통이라 판단하고 담궐두통의 주된 처방인 반하백출천마탕을 투여했다. 약을 복용한 후에는 손발이 따뜻해지고 소화상태가 상당히 좋아졌으며 특히 생리 전부터 찾아오던 통증이 씻은 듯이 없어졌다면서 무척 좋아했다. 김양의 어머니가 다른 일 때문에 내원했다가 처음에는 살이 찔까봐 한약 먹기를 꺼려했던 아이가 생리통은 물론이고 안색도 뽀얗게 예뻐졌다면서 무척 좋아하더라는 말을 전했다.

10 생리가 아예 없는 무월경증

정상적인 여성은 14세가 되면 생리를 시작하고 늦어도 16세 이전에는 생리를 하는 것이 원칙이다. 그런데 이 시기를 지나서도 생리가 없다면 전문의를 찾아 원인을 진단해보는 것이 좋다. 선천적으로 난소나 염색체에 이상이 있는 경우에는 여성호르몬이 분비되지 않기 때문에 생리가 없다. 이 경우 음모가 나지 않거나 유방이나 엉덩이가 커지는 여성적인 신체발육도 따라오지 않는 것이 보통이다. 또 선천적인 원인으로 자궁의 발육이 부진하거나 기형 등 이상이 있어도 무월경이 올 수 있다. 원래부터 월경이 없었던 것이 아니라 정상적으로 생리를 하다가 6개월 이상 생리가 없는 상태가 지속되는 것을 무월경이라고 한다. 그 원인에는 다음과 같이 여러 가지가 있다.

위기능이. 약하다.

위기능이 약해서 기혈이 제대로 생성되지 않으면 진액이 부족해 생리가 끊어진다. 체질상 위기능이 약한 경우도 있고 비만 여성이 체중을 줄이려고 극단적인 다이어트를 했을 때 생리가 끊어지는 경우도 있다. 위의 기를 돋우는 보중익기탕이나 위생탕 등을 체질이나 증상에 맞게 가감해 투여하면 좋다. 평소 스트레스를 많이 받는 여성은 심이 상하게 된다. 심은 비위기능과 직접적인 연관이 있기 때문에 이로 인해 생리가 닫히거나 고르지 않게 되는 경우도 있다.

칠정이. 지나치다.

칠정, 즉 희로애락애오욕의 7가지 감정이 지나치면 기가 폐를 치고 올라오면서 생리가 없어진다. 이때는 심기를 아래로 끌어내려 자궁과 통하게 해주면 생리가 다시 생기게 되는데 통경탕이 으뜸가는 처방이다. 신경이 매우 예민한 사람은 시험을 치르거나 직장을 옮기는 등 환경의 변화를 겪거나 가까운 이의 사망, 이혼, 사업 실패 등 심리적인 스트레스가 극도에 달했을 때도 생리가 끊어진다. 점차 새로운 환경에 적응을 하거나 스트레스의 원인이 되는 일이 해결되면 자연스럽게 생리가 시작되는 경우도 있지만 오랫동안 무월경 상태가 지속되면 의사의 진단을 받아보는 것이 현명하다.

이밖에 독신여성이나 처녀가 남자를 생각하는 것이 지나치면 생리가 끊어지기도 한다. 사려과도로 인해 심장을 비롯한 간장, 비장에 울화가 쌓인 것으로 비위에 울화가 있으면 혈이 부족해지고 간비에 화나는 일이 있으면 혈이 상하게 된다. 귀비탕과 가미귀비탕을 쓰면 매우 좋아진다.

기혈이. 왕성하다.

기혈이 너무 왕성해도 생리가 끊어질 수 있다. 얼굴부터 유방, 배가 두둑하게 살이 찐 양명형의 여성이 이 경우에 속한다. 삼화탕, 옥촉산 등을 써서 혈을 보하고 화를 제거해주면 아랫배도 들어가면서 생리도 순조롭게 나오게 된다.

습담이. 지나치다.

몸 전체가 뚱뚱하거나 유달리 아랫배만 나온 여성들은 자궁에 습담이 왕성한 체질인데 습담이 너무 지나쳐서 넘쳐흐르게 되면 생리가 멈추게 된다. 특히 불임 때문에 내원한 여성들 중에는 배에 살이 쪄서 생리가 고르지 못한 것이 직접적인 불임의 원인이 되는 사례가 많다. 이 경우에는 도담탕을 체질에 맞게 가감해 쓰면 체중도 줄어들면서 생리도 순조롭게 나오게 된다.

그밖에 임신이나 수유 중에는 생리적으로 월경이 끊기게 된다. 출산 후 백일이 지났는데도 생리가 나오지 않거나 젖 떼고 2, 3개월이 지나도 생리가 재개되지 않으면 만성적인 무월경 상태로 가기가 쉽다. 이것은 산후에 하혈을 많이 한 것이 원인일 수도 있으므로 십전대보탕 등을 써서 허약해진 원기를 돋워준다.

사례 35 생리가 아예 없는 경우_"무월경 상태가 8개월째예요"

이따금 방송 관계자가 병원으로 찾아오거나 직접 스튜디오로 나가 방송을 할 일이 생긴다. 그때마다 텔레비전에서 눈에 익은 여배우들이나 진행자들을 볼 기회가 있다. 그들을 볼 때마다 두 가지 사실 때문에 놀라곤 한다. 하나는 생각했던 것보다 키가 큰 여성들이 많다는 것이고 두 번째는 화면에서만 보고 짐작했던 것보다 훨씬 말랐다는 것이다. 살이 적당히 쪘다고 생각했던 여성들이 오히려 보통 체형인 경우가 많고 날씬하다고 여겼던 여성들은 하나같이 너무 말라서 보기에 안쓰러울 정도였다.

한의학에서는 너무 마른 여성을 혈허유화형(血虛有火形)이라고 한다.

신경이 굉장히 날카롭고 예민한 것도 이들의 특징이다.

결혼생활 1년차인 임씨는 눈이 크고 체격이 상당히 마른 전형적인 혈허유화 체질이었다. 함께 온 친정어머니 말이 가족들 사이에서는 별명이 '히스테리'일 정도로 성질이 차갑고 예민하다고 한다.

"학교 다닐 때도 누가 자기 물건을 조금이라도 건드리면 하루 종일 울고불고 난리를 쳤던 애였어요. 입맛도 그렇고 옷 입는 취향까지 굉장히 까다로웠는데 외동딸이라고 오냐오냐 다 받아줬지요."

결혼 전에는 특별한 문제가 없었는데 결혼한 이후로는 생리를 딱 한번만 했다고 한다. 주변 정황을 들어보니 그럴 만도 했다. 시댁 근처에 신혼집을 얻었는데 시댁 가족들이 워낙 대가족인데다 가까이 사는 친척들이 많아서 새 며느리가 어떻게 사는지 구경이나 한다고 자주 들른다는 것이다. 다행히 이런 일들이 성격에 맞는 여성이라면 괜찮았겠지만 결벽증이 의심될 정도로 깔끔하고 예민한 성격에 견디기가 힘들었던 것 같다. 특별히 몸에 이상은 없었는데 가만히 있어도 초인종소리가 나는 것 같고 전화기가 울리는 소리에도 깜짝깜짝 놀란다고 했다.

"밤에도 깊이 잠들지 못하고 오래 자도 아침이면 늘 피곤해요. 곧 임신도 해야 할 텐데 월경이 끊어지니까 너무 걱정이 되네요."

맥을 짚어보니 체질적으로 간기능이 약했다. 혈을 주관하는 간기능이 좋지 않으니 혈허증상이 쉽게 온 것이다. 간기가 울체되어 불같이 화가 나면 심을 상하게 되고, 여러 가지 생각으로 상심하게 되면 소화기능도 더불어 나빠져서 비위기능도 떨어지기가 쉽다.

임씨의 경우 간심비(肝·心·脾)의 기능이 다 떨어져서 혈이 손상 받은 것이 무월경의 원인이었다. 귀비탕을 체질에 맞게 가미해 투여했는데 약을 복용한 지 보름 정도 지나자 생리가 시작되었다는 연락이 왔다. 남은 약을 마저 먹고 나서 얼마 후에 곧 임신이 되었는데 본인보다도 나이가 많은 남편이 무척 기뻐했다.

사례 36 생리가 아예 없는 경우 _ "뱃살 때문에 무월경이라구요?"

첫아이가 곧 두 돌을 맞는다는 31세의 권씨는 70kg이 넘음직한 비만 여성이었다. 임신기간 중 자그마치 체중이 25kg이나 불어 임신 후반기에는 임신중독증 때문에 고생하면서 아이를 낳았는데 출산 후에도 체중이 좀처럼 줄지 않는다고 했다. 어쩌다 아는 사람을 만나면 둘째를 임신 중이냐고 물을 정도로 아랫배에도 살이 엄청났다.

그런데 권씨의 고민은 체중이 아니라 출산 후 여태까지 생리가 없다는 것이었다. 아이를 낳고 백일까지 젖을 먹였다고 하니까 적어도 2년 가까이 무월경 상태로 지내온 것이다.

"아는 사람이 그러더라구요. 생리가 안 나오면 살이 찐다구요. 정말 그런가요?"

"생리가 없어서 살이 찌는 게 아니라 그 반대입니다. 살이 쪄서 생리가 안나오는 거지요."

비만 여성은 자궁에 습담이 넘쳐 이것이 혈의 운행을 방해할 경우 생리가 나오지 않는다. 이때는 기를 보충해 간접적으로 습담을 제거하거나, 직접적으로 습을 말리고 담을 없애주는 처방을 하면 체중도 줄면서 생리가 자연스럽게 재개된다. 권씨에게는 도담탕을 체질에 맞게 가감해 투여했는데 효과가 매우 좋았다.

생리 기간에는 이 점을 조심하세요

⊙ 성관계는 피한다. 생리 중에 성관계를 할 경우에는 생리혈이 질을 통해 자궁 안으로 역류될 우려도 있고 질염 등 세균으로 인한 염증이 생길 수 있으므로 최대한 금하는 것이 좋다.
⊙ 몸은 청결하게, 옷을 헐렁하게 입는다.
⊙ 배를 따뜻하게 한다.
⊙ 마음은 항상 즐겁게, 스트레스를 멀리한다.
⊙ 생리주기나 양, 빛깔, 동반 증상들을 항상 체크한다.
⊙ 찬 음식을 주의한다.
⊙ 유산, 임신중절은 피한다. 잦은 임신중절은 자궁내막을 손상시키고 염증을 일으키기 쉬우며 생리혈이 몸 밖으로 빠져나가는 길을 막기 쉽다.

p.a.r.t 4

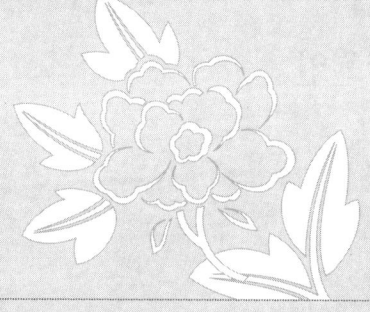

불임의 절반은 남성 책임

남성 불임의 원인

남성의 정은 신체의 근본

생긴대로 오는 병, 불임남성도 예외는 아니다

과도한 성생활은 부부 모두에게 좋지 않다

불임남성이 지켜야 할 생활습관

한방으로 치료하는 남성 불임

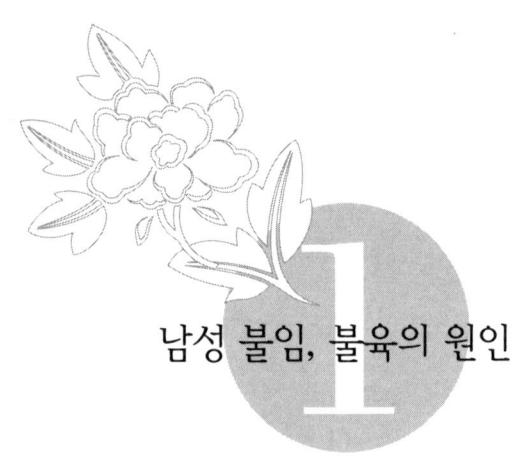

남성 불임, 불육의 원인

 임씨는 30세로 눈썹이 진하고 얼굴이 가무잡잡한 것이 남성적인 느낌이 강했다. 코끝이 휘어 있고 담체형으로 매우 마른 것이 특징이었다. 그가 병원을 찾은 것은 먼저 치료를 받던 부인 정씨의 간곡한 부탁 때문이었다. 부인의 경우 1년 전 자연유산을 했다. 임신 중 부주의한 성생활로 인해 유산을 했기 때문에 자궁안의 어혈을 풀어내고 자궁의 기능을 정상적으로 돌려놓기 위한 치료를 하고 있었다.
 아직 나이도 젊고 남자로서 불임치료를 받는다는 것을 꺼려했던 임씨는 그렇게 내키지 않으면 보약이나 한제 지어먹자는 부인의 성화로 힘들게 병원에 오게 된 것이다. 진찰 결과 임씨의 문제는 허리 아래쪽, 즉 생식기 주변이 냉한 것과 체격이 지나치게 마른 것으로 판단되었다. 코끝이 휘었다는 것은 그 사실을 잘 증명해준다. 인체의 근본 바탕이 되는 배꼽 이하의 생식기가 차면 등뼈가 휘게 되고 점차 위로 올라가 코가 휘게 된다(한의학에서 코는 등뼈에 해당한다). 등뼈가 휘었기 때문에 등은 물론이고 허리나 어깨, 목 주변에도 뻐근하고 뻣뻣한 통증을 쉽게 느끼고 소화가 안 되고 항상 뱃속에 가스가 차 있는 등 소화기계통으로도 문제가 온다. 문진 결과 임씨도 비슷한 증상으로 불편함을 겪고 있었다.

　원래 정자는 체온보다 1~2도 정도 낮은 온도에서 훨씬 활발하게 생산된다. 정자 생산에 관여하는 음낭이 몸속에 있지 않고 외부에 돌출되어 있는 것, 남성에게 꽉 끼는 삼각팬티보다는 통풍이 잘 되는 사각팬티를 권유하는 것도 이 때문이다. 그러나 시원한 정도를 지나쳐서 생식기 부근을 너무 냉하게 다루면 고환에서 정자가 만들어질 확률이 떨어진다.

　또 지나치게 마른 체형인 임씨가 성생활이 너무 과도하면 신수(腎水)가 부족해지기 쉬우므로 정자가 자궁까지 제대로 헤엄쳐가지 못하고 중간에 사멸하기가 쉽다. 임씨에게는 정혈(精血), 즉 정액과 성기를 따뜻하게 하고 신수를 보하는 고본건양단을 투여했다. 처음 내원했을 때와는 달리 환자가 치료에 매우 적극적이어서 복용법이나 생활상의 주의사항을 매우 성실하게 지켜주었던 덕분인지 투약한 지 불과 몇 개월만에 임신소식을 들을 수 있었다.

임신이 되려면 여성의 자궁이나 난소의 기능이 중요한 것만큼 남성의 역할도 빼놓을 수 없다. 일반적으로 건강한 부부가 피임을 하지 않고 정상적인 부부관계를 가짐에도 불구하고 1년이 지나도 임신이 되지 않는 경우를 불임이라고 한다. 최근에는 공해나 스트레스 등으로 불임이나 유산사례가 과거보다 많아졌다. 통계상으로 보면 부부의 약 10~15%가 불임으로 고생하고 있는 것으로 알려져 있다. 한의학에서는 남성 불임을 불육(不育)이라 하는데 주로 다음과 같은 원인으로 발생한다.

기쇠불육(氣衰不育)

체내의 기혈(氣血)이 부족해 오는 불육으로 정액이 적거나 정자의 힘이 약해서 온다. 이러한 환자들은 사정 후에 쾌감보다는 약간의 불쾌감을 느끼는 경우가 많다. 부족한 양기를 보충해주고 인체의 열에너지라고 할 수 있는 명문의 화를 튼튼하게 하는 처방을 하면 잘 치료된다.

정청불육(精淸不育)

정자수가 부족한 것이 원인이다. 평소 신장기능이 음허화성(陰虛火盛 음이 허하고 화가 왕성해진 것)인 사람이 이에 속하는데 발기가 잘 되지 않고 조루증을 동반하는 예가 많다.

조설불육(早洩不育)

조루증이 심해 삽입하기도 전에 사정하거나 자궁문이 열리기도 전에 사정하는 것을 말한다. 타고난 양기가 허하거나 간신(肝腎)의 음기가 허해진 사람, 심기가 허약한 사람에게 주로 나타나는 증상이다.

정한불육(精寒不育)

남성의 정혈(精血)이 냉함으로 해서 오는 불육증으로 신허가 주원인이 된다. 정혈이 냉하면 정액이 자궁 내에 들어가도 활발하게 활동을 못하기 때문에 임신이 잘 되지 않는다.

이처럼 정자의 기력이 떨어지는 기쇠불육, 정자의 수가 적은 정청불육, 조루증으로 인한 조설불육, 정자의 활동성이 부족한 정한불육 등, 여러 가지 원인이 있는 남성 불임은 선천적 성기기형이나 고환의 결함으로 인한 문제가 아니라면 대부분 한방으로 치료가 가능하며, 임신뿐만 아니라 몸 전체의 건강상태도 좋아진다.

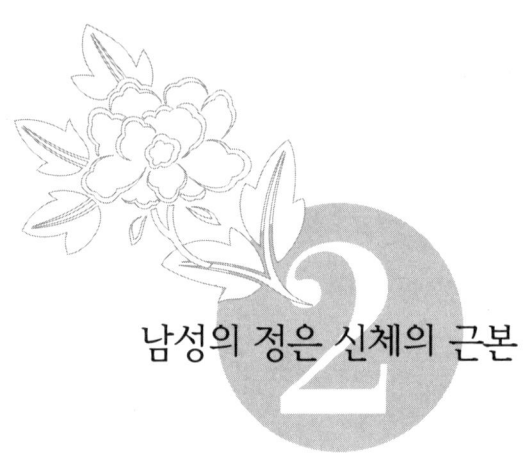

남성의 정은 신체의 근본

사람이 생명을 유지하는데 가장 기본이 되는 물질을 한방에서는 정(精)이라고 한다. 남자의 정액도 바로 정의 일종이라고 볼 수 있다. 정은 선천적으로 가지고 태어나기도 하지만 후천적으로 만들어지기도 한다. 후천적인 정은 날마다 먹는 음식물을 통해 만들어진다. 한방에서는 정이 오곡의 진액이 변해서 되었다고 본다. 우리 몸의 오장에 각각 들어 있던 정은 혈(血) 중에 아무런 형상 없이 풀려 있다가 음양의 교합이 이루어지면 명문으로 와서 정액으로 바뀌어 배출되는 것이다.

오장(五臟)은 정을 간직하는 그릇으로 간(肝)의 정이 든든치 못하면 눈이 어지럽고 눈정기가 없으며, 폐(肺)의 정이 부족하면 살이 빠지고, 신(腎)의 정이 든든치 못하면 신기가 줄어들고, 비(脾)의 정이 든든치 못하면 이뿌리가 드러나고 머리털이 빠진다.

〈동의보감〉.내경편에는.

"정(精)이란 아주 중요하다. 사람에게 있어서 정은 가장 귀중하면서도 매우 적다. 사람의 몸에는 정이 통틀어 1되 6홉이 있다. 16살 되는 남자가 아직 정액을 내보내기 전의 양이 1되다. 정액이 쌓여서 그득 차게 되면 3되까지 되나 허손(虛損)되거나 내보내서 적어지면 1되도 채우지 못한다. 정과 기는 서로를 보충해준다. 기가 모이면 정이 그득하게 되고 정이 그득하면 기가 왕성해진다. 매일 먹는 음식의 영양분이 정으로 되기 때문에 쌀 미(米)자와 푸를 청(靑)자를 합쳐서 '정(精)'자를 만든 것이다. 남자는 16살이 되면 정액이 나오게 된다. 보통 한번 성생활을 하면 반 홉가량 잃는데 잃기만 하고 보태주지 않으면 정액이 줄어들고 몸이 피곤해진다. 때문에 성욕을 조절하지 않으면 정이 소모된다. 정이 소모되면 기가 쇠약해지고 기가 쇠약해지면 병이 생긴다. 병이 생기면 몸이 위험하게 된다. 그러므로 과연 정이라는 것은 사람의 몸에서 가장 중요한 보배라고 말할 수 있다."

이와 같이 한의학에서는 정기(精氣)를 인체의 근원으로 생각했으며 건강하게 오래살기 위해서는 무엇보다 정을 중요하게 여겨야 된다고 했다. 정이 충실하면 기가 굳세어지고 몸이 건장해지며, 몸이 건장해지면 스스로 병이 없어져서 오장(五臟)의 영화를 누리며 오래도록 살 수 있는 것이다.

> **몽정의 3가지 유형**
>
> 몽정은 말 그대로 잠을 자는 동안 꿈속에서 성교를 하다가 정액을 내보내는 것이다. 몽정은 3가지 유형으로 나눌 수 있는데 첫째는 젊은 남성이 혼자 살면서 정욕을 참지 못할 때 몽정을 하게 된다. 이는 병에 물이 가득 차서 흘러넘치는 것으로 아주 자연스러운 현상이다. 둘째는 성적 스트레스로 인해 심기가 허해져서 몽정하는 수가 있다. 이것은 신체 이상으로 나타나는 병적인 현상이다. 따라서 방치하지 말고 치료하는 것이 좋다. 세 번째는 기력이 저하되거나 내분비 기능이 나빠도 몽정을 하는 수가 있다. 이것은 병이 깨져서 물이 저절로 흘러내리는 현상이므로 매우 심각한 상황으로 받아들여야 한다. 반드시 진단을 받아 정확한 원인에 따라 치료를 받아야 한다.

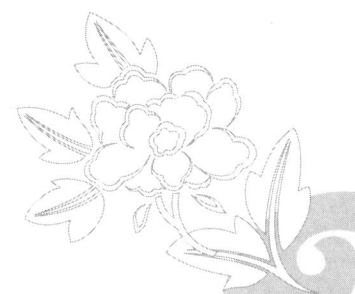

생긴대로 오는 병, 불임남성도 예외는 아니다

남성의 불임치료에 있어서도 형상의학의 기본원리는 그대로 적용된다. 즉, 생긴 모습에 따라서 불임의 원인을 파악하고 그에 따라 치료하는 방법이 달라진다는 것이다. 똑같이 조설(早泄 조루증) 증상으로 성생활에 곤란을 겪고 있는 경우라도 체격이 말랐는지, 살이 쪘는지, 얼굴색이 거무스름한지, 핏기가 없는지에 따라 각각 치료법을 달리해야 좋은 효과를 기대할 수가 있다.

얼굴색이 불그스름하고, 하관이 뾰족하며, 입술이 얇게 생긴 화체형의 사람은 성격이 불같이 급하고 무척 예민하기 때문에 스트레스를 많이 받는 타입이다. 화체형은 심장쪽에 병이 오기 쉬운 체질이다. 스트레스가 과하면 심폐기능이 떨어지고 기의 순환이 제대로 이루어지지 않아 전신의 건강이 상하게 된다. 이런 사람에게는 심장의 기능을 도와주는 약을 쓰고 평소 생활할 때도 스트레스를 가능한 한 피해야 조루증상을 극복할 수 있고 전체 건강상태도 좋아진다.

그런가하면 피부가 검고 입이 앞으로 튀어나온 듯한 수체형의 사람은 신장을 상하기 쉬운 타입이기 때문에 평소 힘든 일을 많이 하거나 성생활을 지나치게 하면 여러 가지 병증과 함께 조루증도 찾아온다.

이처럼 생긴 모습에 따라 병의 원인과 치료법이 달라진다는 것을 의서에서는 다음과 같이 표현하고 있다.

"일반적으로 사람의 형체는 긴 편이 짧은 편만 못하며, 큰 편이 작은 편만 못하고, 살찐 편이 여윈 편만 못하며, 흰 편이 검은 편만 못하다. 더욱이 살이 찌면 습(濕)이 많고 여위면 화(火)가 많으며, 살결이 희면 폐기(肺氣)가 허하고 검으면 신기(腎氣)가 부족하므로 사람에 따라 형색(形色)이 다르고 오장육부도 같지 않으니, 겉으로 나타나는 증상은 비록 같을지라도 치료하는 방법은 사람에 따라 제각기 다르다."

남성 불임에서 또 한가지 중요한 것은 꼭 불임의 원인이 되는 증상만을 치료하는 것이 아니라 현재 불편한 증상을 고쳐주면 자연스럽게 몸의 기능이 좋아지면서 임신이 수월한 상태, 즉 건강하고 활동적인 정자를 만들어낼 수 있는 기틀이 갖추어진다는 것이다. 사람의 인체는 건강을 유지하기 위해 끊임없이 오장육부(五臟六腑)의 활동을 통해 음양의 균형을 조절하고 있다. 이런 조화와 균형이 깨어질 때 비로소 질병이 나타나게 된다. 한방치료는 이 깨어진 음양의 균형을 바로잡는 것을 기본으로 하므로 건강을 회복하면서 자연스럽게 불임문제를 해결할 수 있다.

여기에 덧붙여 선천적으로 양기가 부족한 체질인가, 형상의 특징으로 보아 과도하게 정을 낭비하고 있는가에 따라 적절한 치료를 해준다면 불임을 극복하는 것도 그리 어려운 일은 아닐 것이다. 남성의 경우 양기가 부족한 체질이나, 정을 함부로 써버려서는 안 되는 사람의 형상을 꼽아보면 대략 다음과 같은 경우다.

피부가 . 희고 . 살이 . 쪘다 .

남성이 여성처럼 피부가 희면서 살이 많이 찌고 몸통의 크기에 비해 팔다리가 짧아 보이는 사람은 타고난 양기가 부족한 타입이다. 이런 유형은 땀이 많은 것이 특징이며 성(性)의 능력도 떨어진다고 봐도 된다. 혈색이 없고 창백하다는 것 역시 혈액순환과 기의 순환을 맡고 있는 양기가 부족해진 것이 원인이다. 인체에서 양기는 활동에너지라 볼 수 있는데 이것이 부족해지면 기순환이 잘 이루어지지 않아 자연히 얼굴이 창백해지고 광택을 잃는 것이다. 양허(陽虛)한 사람은 평소에도 식은땀을 자주 흘리고 항상 피로를 호소한다. 물론 체질적으로 양기가 충만한 사람이라도 평소 과로나 무절제한 생활로 체력을 너무 소모하게 되면 양기가 부족해지고 불임으로 이어지기 쉽다.

지나치게 마른 체격이다.

남자는 키가 크고 얼굴색이 검으며 살이 적당히 찌고 코가 강하게 생겨야 한다. 만약 남자가 키가 작거나 얼굴색이 희거나 마른체형이거나 코가 유하게 생기면 이것은 형상의 모순으로 건강과는 거리가 먼 체질이다. 이런 사람은 대개 성격도 여성스러운 것이 특징이다. 몸이 몹시 야위고 얼굴에 핏기가 하나도 없는 사람은 선천적으로 심장과 비장, 위장이 허약한 체질이다. 이런 사람은 평소에도 피로에 젖어있기 쉬운데 일을 무리한다거나 성생활이 지나치면 심신음허형으로 진행해 혈액과 정액이 더욱 부족해진다.

이는 건목수생(乾木水生), 즉 마른 나무에서 물을 짜내려하는 형국으로 불임의 원인이 되기 쉽다. 사지말단까지 영양이 충분하게 전달되지 못하므로 팔다리가 저리고 아픈 경우가 많으며 손발이나 얼굴이 자주 후끈하게 달아오르기도 한다. 또한 밤에 자는 동안 땀을 많이 흘리고 입이 마르는 증상도 나타나는데 체질과 증상에 맞춰 약을 복용하면 좋은 결과를 볼 수 있다.

배가 나왔다.

　지나치게 배가 많이 나온 남성은 대체로 성적인 능력이 떨어진다고 본다. 이런 유형은 대개 양기가 부족하여 음낭밑이 늘 축축하게 젖어 있다. 대표적인 명문화쇠(命門火衰) 현상으로 하초의 밑불이 약하다고 표현할 수 있다. 하초에는 간, 신, 대장, 소장, 방광 등이 속해 있기 때문에 하초의 주요 기능은 이들 장부의 기능과 밀접하게 연관되어 있다. 간신의 기운이 허한 것은 조루증이나 발기부족의 원인이 되며, 방광이나 대장, 소장에 문제가 발생하면 평소 소변이 잦고 변비나 설사 등으로 고생하기 쉽다. 그리고 소화불량 증상이 동반되기도 한다.

얼굴에 개기름이 흐른다.

　물속에 빠진 솜뭉치처럼 몸이 무겁고 피곤하며 얼굴에 개기름이 번질번질 끼면서 불그스름해지는 사람이 있다. 이런 남성은 성생활을 할 때 발기가 잘 되지 않아 고생하기가 쉽다. 이것은 체내에 습열이 과도하게 들었기 때문인데 하초에 습열이 몰리면 오줌빛깔이 불그스레하면서 양이 적다.

　여성의 경우 냉이 심하고 냄새가 역하며 음부가 가렵고 아픈 경우가 많다. 체질과 증상에 맞춰 약을 복용하면 습열이 제거되고 몸 전체가 가벼워지면서 성기능도 좋아진다.

콧구멍이 밖으로 보인다.

예로부터 코는 남성의 상징으로 여겨서 코의 크기나 모양을 남성의 성기 능과 비교하는 경우가 많았다. 심청전에 보면 뺑덕어멈이 코가 큰 총각만을 골라서 떡도 사주고 술도 받아주는 대목이 나온다. 코가 크다고 해서 남성의 상징이 큰 것은 아니며 성적인 능력과 비례하는 것도 아니다. 오히려 코의 크기보다는 콧구멍의 모양을 살피는 편이 더 낫다. 왜냐하면 콧구멍이 밖으로 드러난 사람은 체질적으로 방광기능이 좋지 않기 때문에 소변에 이상증세가 많이 나타나기 때문이다. 방광이 좋지 못하면 소변을 보고도 뒤끝이 개운치가 않고 아랫배도 불쾌하면서 허리가 자주 아프다. 또한 음경의 질병은 코와 윗입술 사이의 인중에 반영되는데 이부분에 종기가 나거나 허는 등 트러블이 있으면 음경에 질병이 생겼음을 알 수 있다.

하관이 뾰족하다.

양쪽 뺨에서 턱에 이르는 얼굴의 아랫부분을 하관이라고 한다. 이 부분이 마르고 뾰족하게 생긴 남성은 성격이 불같이 급하며 체질적으로는 하초가 약하다. 하초가 약하다는 것은 허리 아래쪽의 기운이 약하다는 것으로 하관이 뾰족하게 생긴 남성은 양기 부족은 물론이거니와 음낭밑이 축축한 낭습으로 고생하는 경우가 많다.

머 리 카 락 이 . 자 꾸 . 빠 진 다 .

머리카락을 보면 간장과 신장의 기능이 좋고 나쁜지를 가늠할 수 있다. 머리카락이 무성하고 광택이 나는 사람은 간장과 신장의 기운이 왕성하기 때문에 기력 또한 왕성하다고 본다.

특히 잘 때 땀을 많이 흘리면서 머리카락이 많이 빠지고 굵기도 가늘어지는 것은 음허증(陰虛)으로 진액이나 정액, 혈액 등 체내의 음액이 부족해서 오는 증상이다. 타고난 체질이 음허한 사람도 있지만 과도한 성생활이나 자위행위로 인해 음액이 손상되어도 같은 증상이 나타나는데 음혈을 보하는 방법으로 치료한다.

〈중경 仲景〉에는 "정액이 절로 나가는 사람은 아랫배가 몹시 땅기고 음경이 차며 눈이 어지럽고 머리털이 빠진다"고 했다. 한방에서는 머리카락을 피가 남아돌아서 생겼다고 해서 '혈지여(血之餘)'라고 한다. 혈허증상이 극도로 심해지면 음허증으로 발전하므로 머리카락이 빠지는 것으로 남성의 기능을 가늠할 수 있는 것이다. 성생활을 지나치게 즐기는 사람의 경우 머리가 희끗희끗 세는 것도 심한 체력의 낭비로 인해 신장이 허해졌기 때문이다. 눈썹이 진하고 숱이 많은 것도 마찬가지다. 눈썹부위는 족태양방광경이 지나는 부위로 방광경락의 혈기가 높은 것을 나타낸다. 이런 유형의 사람은 타고난 정이 왕성하다.

땀이.많다.

　부부관계를 가지는 도중에 몸에 끈끈하게 땀이 나면서 성기가 갑자기 힘을 잃고 누그러진다는 것은 몸의 상태가 매우 좋지 않다는 신호이므로 반드시 치료해야 한다. 특히 임신 전이라면 서둘러 진찰을 받아보는 것이 좋다. 남자는 생리적으로 적당하게 땀을 흘리는 것이 정상이지만 땀이 지나치게 많으면 인체의 진액(호르몬)이 새는 현상으로 양기(陽氣)와 위기(胃氣)가 부족하다는 뜻이다. 몸속에 습담이 많으면 이를 배출하기 위해 땀이 많아지기도 한다.

　특히 밤에 땀을 많이 흘린다거나 특정한 부위에서 유난히 땀이 난다면 위험신호로 봐야 한다. 잠자리에 들면 이불이나 베개가 흥건하게 젖을 정도로 흘리는 도한(盜汗)은 음허(陰虛), 혈허(血虛)한데다 화(火)를 낀 것이 원인이다. 이런 사람은 낮잠을 잘 때도 땀을 많이 흘리는데 대수롭지 않게 여기면 건강에 많은 무리가 오므로 음을 보하고 화를 내리는 처방을 해야 한다. 생식기 부분에서 축축하게 땀이 나는 것은 더욱 좋지 않다.

　음낭의 아래쪽은 습기가 없이 뽀송뽀송하게 마른 것이 좋다. 한방에서는 음낭이나 외음부 전체가 땀이 찬 듯 축축하고 냉한 것을 낭습 또는 음냉이라고 한다. 이는 신장의 양기가 부족하고 기능이 쇠약해진 것이 원인이다. 신장의 양기가 부족하다는 것은 신장의 화기, 즉 인체의 열에너지가 부족하다는 뜻으로 해석할 수 있는데 이런 사람은 손발이 차면서 추위를 잘 타는 특징이 있다. 허리 아래쪽으로 차고 시큰거리며 소화불량을 동반하는 경우도 많다.

낭습은 조루증이나 발기부전을 초래하기도 한다. 체질과 증상에 맞춰 약을 꾸준히 복용하면 낭습증은 물론 전체 건강이 좋아지면서 임신하기에 좋은 조건이 된다. 이와 함께 평소 생활에도 주의를 기울일 필요가 있다. 우선 음낭 주변은 항상 깨끗하게 해주고 땀이 차지 않도록 해야 하며, 몸에 꽉 끼는 삼각팬티나 청바지도 좋지 않다. 체질적으로 허약한 사람은 과로와 성생활을 절제하는 것도 무척 중요하다.

땀을 다스리는 민간요법

지나치게 땀이 많이 나면 정확한 진단을 받아보는 것이 바람직하지만, 증상이 심하지 않다면 민간요법으로 도움을 받을 수 있다. 이때는 황기, 참깨, 둥굴레, 단너삼 등을 이용하면 효과가 있다. 황기는 땀이 많이 나는 것을 다스리며 상처에 새살을 돋게 하고 모든 허한 증상에 사용된다. 참깨기름은 몸이 약하면서 땀을 많이 흘리는 사람에게 효과가 있고, 둥굴레는 병치레를 하고난 다음 몸이 허약해져서 땀을 많이 흘리는데 좋다. 단너삼은 잠잘 때 흐르는 땀을 잘 멎게 하는 작용이 있다. 그리고 땀냄새가 심한 사람은 차조기잎 100그램을 물 1리터에 넣고 약 20분간 끓인 다음 목욕물에 타거나 샤워후에 끼얹으면 땀냄새도 가시고 피부도 고와진다.

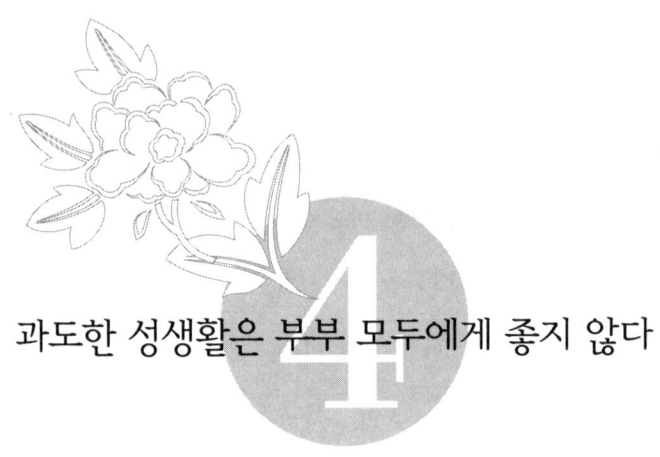

과도한 성생활은 부부 모두에게 좋지 않다

 한방에서는 해와 달이 움직이고 사계절이 변화하듯이 인간의 육체와 정신도 일정한 법칙에 의해 변한다고 본다. 이중 남성의 변화를 8수로 나누어 설명한 부분을 보면 다음과 같다.

 "남자는 8세에 신기(腎氣)가 튼튼해지고 머리카락이 자라며 이가 새로 난다. 16세에 신기가 왕성해지고 활발한 내분비호르몬 기능으로 정기(精氣)가 배출돼 음양이 화해 자식을 가질 수 있게 된다. 24세에는 신기가 고르게 되어 근육과 뼈가 튼튼해지고 사랑니가 난다. 32세에는 근육과 뼈가 완전해지며 살이 풍만해진다. 40세에는 신기가 쇠약해지며 모발이 빠지고 치아가 약해지기 시작한다. 48세에는 양기가 위에서부터 쇠하므로 얼굴이 마르고 꺼칠해지며 머리카락과 수염이 희어진다. 56세에는 간기능이 쇠약해져 근육을 움직이지 못하고 정기가 줄고 신장이 쇠하여 정액이 마르고 떨어져서 형체가 피폐해진다. 64세가 되면 치아와 머리카락이 함께 빠진다."

보통 남자가 16세가 되면 정액이 넘쳐흐르고 매번의 교합시에 정이 조금씩 상실된다. 이를 보충해주지 않고 계속 소모하기만 하면 정(精)이 고갈되기 마련이다. 성생활이 과도하면 크든 작든 몸에 이상신호를 보낸다. 대략 다음과 같은 증상들이다.

첫째, 땀이 많아진다. 〈내경〉에도 "신(腎)에 병이 생기면 잠잘 때 땀이 나고 바람이 싫다"고 했다. 신체의 양기가 손상되면 축축한 땀이 난다. 성생활 도중이나 밤에 잘 때 평소보다 땀을 많이 흘린다면 건강의 적신호로 받아들여야 한다. 특히 남성의 경우 허리 아래 하초에 땀이 많아졌다면 서둘러 치료를 받아야 한다.

둘째, 허리가 아프다. 부부관계를 갖고 난 다음 허리가 유난히 아프다거나, 평소보다 심하게 뻐근한 느낌이 드는 것은 신기, 곧 정력이 떨어졌다는 신호다. 정력은 신의 정으로 결정되기 때문에 정을 과도하게 낭비해 신기가 약해지면 신장과 관련이 많은 허리가 아프다. 한방으로는 신허요통(腎虛腰

痛), 음허요통(陰虛腰痛)에 속하며 디스크나 좌골신경통의 원인이 되기도 하므로 반드시 치료해야 한다.

셋째, 오른쪽 귀에서 소리가 난다. 한방에서는 오른쪽 귀가 나쁜 것과 왼쪽 귀가 나쁜 것을 구분해서 치료한다. 화로 인해서 오는 병은 주로 왼쪽으로 나타나고 체력 소모가 심한 것이 원인이 되면 오른쪽 귀로 병이 온다. 성생활이 과도하면 오른쪽 귀에서 이명이 들리는데 심하면 양쪽 귀 모두가 나빠지기도 하며 청력이 떨어지기도 한다.

넷째, 두통과 어지럼증이 생긴다. 성생활이 과도하면 진액이 계속 빠져나가므로 뇌수가 부족하게 되어 머릿속이 흔들리듯 통증이 느껴지고 어지러움이 나타난다. 같은 이유로 콧속이 마르고 입에서 단내가 나기도 한다.

다섯째, 온몸이 아프고 쑤시다. 온몸의 진액이 소모되면 골수가 빠져나가므로 전신이 바늘로 찌르듯이 쑤시고 아픈 증상이 나타난다. 밤에 더욱 심한 것이 특징이며 여자들에게도 많이 나타난다.

여섯째, 발바닥이 화끈거려 이불 속에 발을 넣지 못한다. 여름철이나 밝은 대낮에 성생활을 즐길 경우 발바닥이 뜨거워서 이불 속에 넣지 못하는 증상이 생긴다. 이것은 과도한 성생활로 인해 진음(眞陰)이 말라서 나타나는 현상이다. 불이 났을 때 불을 끌만한 물이 부족한 것에 비유할 수 있다. 발바닥이나 발뒤꿈치가 아프거나, 발바닥이 화끈거리는 것도 과로나 지나친 성생활로 인한 진음 부족이 원인이며 그대로 두면 성기능이 급격히 떨어질 수도 있다. 신경성이나 만성 소화장애로 인해서 손발이 뜨거운 것과는 잘 구분해서 치료해야 한다.

일곱째, 치아가 흔들리고 약해진다. 치아는 골수를 만들고 난 나머지로 이루어져 있다. 치아의 상태는 신장과 밀접한 관련을 지닌다. 잦은 성생활로 정(精)이 고갈되고 신(腎)이 허해지면 치아가 흔들리고 그 뿌리가 드러나며 치아가 말라서 사이가 벌어지기도 한다. 자음보신(滋陰補腎)하는 처방을 하면 치아는 물론 전신의 건강이 좋아져서 튼튼한 아기를 가질 수 있다.

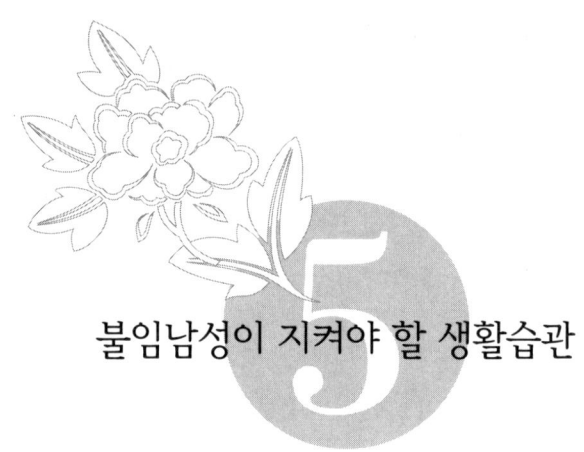

불임남성이 지켜야 할 생활습관

의서에 나오는 "성인 불치이병치미병 불치이란치미기(聖人 不治已病治未病 不治已亂治未氣)"라는 말은 예방의학의 중요성을 강조하고 있다. 현명한 의사는 이미 든 병을 고치기보다 병들지 않도록 미리 예방해야 한다는 뜻이다. 자신의 몸에 관한 한 우리는 현명한 의사가 되어야 한다. 평소에 먹는 것, 잠자는 것, 움직이는 것, 마음 쓰는 것을 부족하지도 모자라지도 않게 잘 조절해야 병이 든 다음에 후회하지 않게 된다.

남성 불임을 치료하다보면 흔히 신수를 보해야 한다거나 수기를 보충해야 한다는 말을 자주 쓰는데 이는 남성의 정력에 해당하는 신장의 수기를 강화시켜야 한다는 뜻이다. 그런데 인체의 생명력인 정력, 즉 신장기운이 떨어진다는 것은 신장이라고 하는 하나의 장기가 고장났다는 것만을 의미하지는 않는다. 우리 몸의 여러 장기는 서로 긴밀한 연관을 맺고 있으므로 만약 한 부분이라도 균형이 무너지면 신장에도 영향을 주어 남성으로서의 생명력을 고갈시킨다. 불임남성에게 특별한 평소의 생활수칙이 필요한 것은 바로 이와 같은 이유에서다. 앞서 설명한 바 있듯이 남성 불임의 원인은 선천적으로 양기가 부족하다거나, 정혈이 차거나, 정액이 부족하거나, 성기능에 장애가 있을 때 생긴다. 그러니 실제로 임상에서 불임남성을 진단해보면 대부분 지나친 과로나 음주, 흡연, 스트레스, 과도한 성생활 등으로 정기가 쇠약해져 있는 것을 볼 수 있다. 평소 생활할 때 무절제한 습관을 개선해주고 개인의 형상이나 체질, 증상에 맞춰 적절하게 한방치료를 병행해준다면 불임치료도 별로 어려운 일은 아니다.

흡연은 만병의 근원

담배를 피우는 사람은 그렇지 않은 사람에 비해 정자수가 적으며 정자수가 정상이라도 비흡연자에 비해 정자기능이 약하기 때문에 불임률이 높다. 흡연자의 정자수는 비흡연자보다 2배나 낮다고 한다.

과도한 음주를 삼간다.

음주가 지나치면 주독으로 인한 습열이 쌓여 기혈의 원활한 소통이 막히게 된다. 이는 정의 통로를 막는 것과 마찬가지로 정액 생성이나 정자운동을 방해한다. 이 경우 음경이 힘없이 늘어지거나 발기가 어려워지게 된다. 원인이 되는 습열을 제거해주고 혈을 보해주면 음경에 탄력이 붙으면서 정상적인 기능을 되찾을 수 있다.

적당한 운동을 한다.

최근 한 대학의 연구에 따르면 남성 불임 치료에 에어로빅이나 조깅 등 유산소운동과 웨이트 트레이닝 등을 병행할 경우 남성의 정자수가 많아지고 활동성이 크게 증가된다고 한다.

보신음식보다는 음식이 우선

'음식이 곧 약이며 약이 곧 음식'이라는 의식동원(醫食同源)에 잘 나타나 있듯이 음식을 통한 질병 예방과 치료의 중요성은 아무리 강조해도 지나치지 않다. 음식은 약보다 효과가 빠르지는 않지만 서서히 들어와 오랫동안 지속된다. 반대로 오랫동안 그릇된 식습관은 질병의 원인이 되기도 한다.

중국 주나라 왕실은 일반 내과나 외과의사와는 별도로 식의를 두었다고 한다. 식의는 평소에 왕이 먹는 식사를 조절해 병에 걸리지 않도록 하고 왕이 병들었을 때는 음식을 각별히 신경 쓰는 일로 질병을 치료했는데 다른 의사들보다 관직이 높았다고 한다. 양기부족에 효과가 있다면서 온갖 보양식을 찾아다니기보다는 평소에 먹는 음식을 조심하는 것이 건강을 지키는 지름길이다.

앞서 이미 설명했듯이 지나친 성생활로 인해 몸에 이상이 왔다면 적극적인 한방치료를 겸하는 것이 좋다. 〈의학입문〉에서 말하는 다음의 내용은 타고난 정(精)을 아껴서 사용하는 것이 건강으로 가는 지름길임을 잘 보여주고 있다.

"자손을 얻으려면 여자는 월경이 고르게 나와야 하고 남자는 기운과 정액이 충분히 있어야 한다. 욕심을 줄이고 마음을 맑게 하는 것이 가장 좋은 방법이다. 욕심을 줄인다는 말은 자주 관계를 갖지 않고 기를 쌓고 정액을 모아 때를 기다리는 것이다. 이렇게 하면 반드시 자손을 얻을 수 있다. 욕심을 적게 가지면 정과 신이 온전해져서 많은 자손과 장수를 누릴 수 있다."

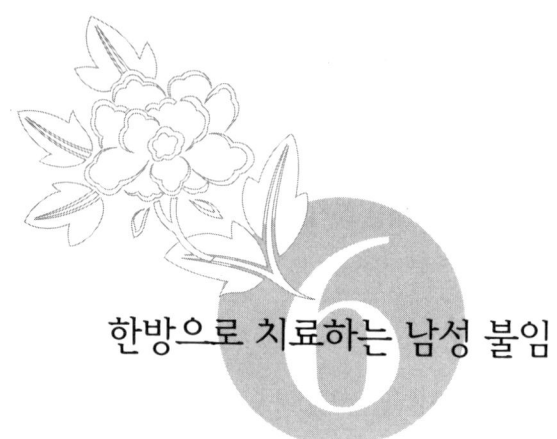

한방으로 치료하는 남성 불임

무정자증.

    임신이 잘 이루어지기 위해서는 1회 사정시 정액의 양이 적당한가, 정자의 수가 충분한가, 정자가 활발하게 움직이고 있는가, 정자의 모양이 임신에 적합한가를 골고루 따져봐야 한다. 남성 불임을 일으키는 원인 중 가장 많은 부분을 차지하는 것은 무정자증이나 정자희소증, 무력정자증 등 대부분 정자 이상 때문이다.

    무정자증이란 정액 내에 정자가 없는 것으로 고환에서 정자가 아예 만들어지지 않거나 정자가 나오는 통로가 막힌 경우가 이에 속한다. 정액 1cc에 정자 100만마리 이하인 경우도 무정자증으로 분류한다. 이렇게 정자가 없거나 극단적으로 정자수가 부족한 경우에는 임신 가능성이 거의 없다고 봐야 하지만 정자의 활동통로가 막힌 경우에는 현대의학에서 수술요법으로 정자의 길을 터주거나 정자를 정소에서 직접 추출해 인공으로 수정을 시도하기도 한다. 선천적으로 무정자증이 아니라면 정자수가 적거나, 정자의 운동력이 활발하지 않거나, 정자의 모양이 온전치 못한 것은 한방으로 치료가 가능하다.

정자희소증.

사정된 정액 내에 정자수가 1cc당 2천만마리 이하인 상태다. 어릴 때 홍역과 같은 고열이 나는 병을 앓았다거나 더운 곳에서 작업을 하는 사람, 음주나 흡연, 스트레스 등은 정자수를 감소시킨다.

한방에서는 정자가 없거나 정자수가 매우 희박한 상태를 정청불육(精淸不育)이라고 표현한다. 정액이 맑다(精淸)는 것은 정자수가 부족하다는 뜻으로 대부분 양기가 부족한 것이 원인이므로 한방원리에 의해 치료가 가능하다. 또한 정냉(精冷)이라고 하여 고환의 생식능력이 저하되면 정액이 고갈되고 정자가 정액 속에서 죽는 경우가 많은데 이것이 대표적인 명문화쇠 현상이다. 명문이란 오른쪽 신을 일컬으며 한방에서는 생명의 근본이라 하여 매우 중요하게 여긴다. 남자는 명문에 정을 간직하고 여자는 명문에 자궁이 연관되어 있다.

의서에는 명문의 작용으로 첫째, 원기의 기본이 되고 몸에 열을 생기게 한다. 둘째, 명문의 화는 비위를 덥혀주어 음식물의 소화를 돕는다. 셋째, 삼초의 기화작용을 도와준다. 넷째, 성기능과 생식기계통, 호흡기계통과 관계가 있다고 적고 있다. 즉, 명문화쇠란 신장의 양기가 쇠약해졌다는 뜻으로 정자 희소증은 물론 정자의 활동이 활발하지 못한 무력정자증을 불러올 수 있다.

무력정자증.

정자는 난자와 수정하기 위해 자궁난관을 거쳐 난관 팽대부까지 헤엄쳐 올라가야 한다. 1회 사정으로 약 2억마리 이상의 정자가 질 내에 배출된다. 이들 정자는 일시에 자궁을 향해 헤엄쳐 올라가지만 이중 단 한마리만 난관에 도달해 난자와 만나 수정에 성공할 수가 있다. 따라서 정자가 건강하지 못하고 운동력이 낮으면 당연히 임신율이 떨어진다.

위에서 언급한 명문화쇠 현상은 냉한 것으로 이해될 수도 있다. 마치 추운 겨울에는 모든 생물이 활동을 중지하고 동면에 들어가는 것처럼 정액이나 성기에 냉기가 있으면 정자의 활동성이 위축되기 쉽고 임신이 어렵게 된다. 한방에서는 이를 정한(精寒)이라고 하는데 활동성이 떨어지는 정자는 자궁 안으로 힘차게 나아가지 못하는 것은 물론이고 천신만고 끝에 자궁 안에 제대로 들어갔다고 해도 수정이 되지 못하고 소실되기가 쉽다.

병원에서 무력정자증 진단을 받은 사람의 특징은 피로감을 많이 느끼며 식은땀이 나고 허리가 시큰거리는 증상을 호소하는 것이다. 시도 때도 없이 정액이 흐르거나 발기부족으로 고생하기도 하는데 신허의 대표적인 증상이다. 신허는 다시 신양허와 신음허로 나눌 수 있다.

신양허와. 신음허.

신양허는 인체의 열에너지가 부족한 것으로 체질적으로 양기가 허한 사람이나 오랫동안 병을 앓아서 전신이 쇠약해졌을 때, 성생활이 과도했을 때도 생길 수 있다. 여자의 경우 생리불순, 생리통, 불임증이 나타나기 쉬우며 남성은 조루증, 발기부족, 몽정 등 성기능이 전반적으로 쇠약해진다.

신수가 부족해 나타나는 신음허증 역시 낭습, 소변 계통의 이상, 발기불능을 초래한다. 얼굴이 불그스레하게 달아오르고 손발이 화끈거려서 이불을 덮고 잘 수가 없다는 사람이 이런 유형에 속한다. 신수가 부족하면 허열이 나서 입안이 바짝 마르고 숨이 가빠지며 마른기침이 늘어나기도 한다. 이와 같이 신허로 짐작되는 여러 가지 증상들이 있을 때는 임신에 앞서 미리 치료를 받아야만 건강한 아이를 얻을 수 있다.

정자 기형증.

정자의 수는 정상인데 생김새가 정상이 아닌 상태를 말한다. 정자의 길이는 1mm의 20분의 1밖에 안 되는 50마이크로미터로 둥근 머리와 하나의 긴 꼬리로 이루어져 있다. 정자마다 모양, 크기 등 생김새가 매우 다양하다. 어떤 것은 꼬리가 없는 것, 길쭉한 것, 큰 머리를 가진 것 등 기형적인 것도 있다. 건강한 사람의 정자에도 약 10%의 기형정자가 포함되어 있다. 이 수치가 지나쳐서 만약 기형정자가 15%를 넘으면 임신율이 떨어진다. 정자의 모양이 기형이라고 해서 기형아를 낳는 것이라고 겁먹을 필요는 없다. 기형정자는 자궁 안으로 헤엄쳐가는 도중에 소멸되거나 아예 수정이 되지 못하기 때문이다.

조루증.

조루증은 성행위시 사정반사를 스스로 조절할 수 없어 자신이 원하는 시간보다 사정이 빨리 일어나는 것이다. 남성 성기능장애 환자의 60~70%를 차지할 정도로 흔한 질환이다. 조루증은 증상이 발생했을 때 즉시 적절한 치료를 해주는 것이 중요하다. 그렇지 않고 방치했을 경우 발기가 불완전하거나 성교 도중 발기강도가 약화되는 발기부전으로 진행될 가능성이 높다.

조루증은 성격이 소심하고 예민하거나 반대로 불같이 급하고 다혈질적인 사람에게 나타나기 쉽다. 평소에는 아무런 문제가 없다가 몸상태가 나쁘다거나 정신적으로 고민이 되는 일이 있을 때면 증상이 나타나는 사람도 있다. 조루증은 남성의 다른 성기능장애와 마찬가지로 신장과 관련이 많다.

한방에서 신장은 정(精)을 간직하고 생식을 주관하는 장기다. 신장의 음양이 조화롭게 균형을 이루고 있으면 정액의 배출이 정상적으로 이루어진다. 즉, 내보낼 때는 내보내고 간직해야 될 때는 간직하게 된다는 말이다. 그런데 신장의 음양이 그 균형을 잃게 되면 조루가 나타나게 된다. 주로 신기부족(腎氣不足)에 타고난 체질이 허약해 정액을 간수하는 기능이 허약하거나 간음(肝陰)과 신음(腎陰)이 허약한 사람에게 잘 나타난다. 또 심화(心火)가 밑으로 내려와 심장과 신장의 조화가 깨졌을 때, 습열이 하초에 맺혔을 때, 심장과 비장이 허약해 수렴할 능력이 없을 때도 조루증세가 나타난다. 평소 화를 잘 내거나 우울증이 심한 사람은 간장의 울체된 기운이 화(火)로 변해 조루가 오기도 하며, 두려움이나 공포 등의 감정 때문에 신장이 손상된 경우에도 마찬가지로 조루증세를 겪을 수 있다.

병은 소문을 내야 낫는다는 말도 있지만 조루증은 남 앞에서 드러내놓고 도움을 구하기에는 상당히 비밀스런 증상이라 남성 자신도 선뜻 치료를 받으려고 하지 않는 경우가 많다. 더구나 상대방인 부인 역시 남편의 조루증을 입 밖으로 언급하는 일은 좀처럼 쉽지 않다.

몇년 전인가 불임치료를 받던 환자 한분이 남편의 조루증을 한약으로 고칠 수 있는지 조심스럽게 물어왔다. 증세가 상당히 심해 부인 자신도 곤란을 겪고 있었으며 직접적인 원인은 아니지만 불임에도 영향을 주고 있다고 생각한다는 것이다. 남편에게는 벌써 여러 차례 치료를 받아볼 것을 권했지만 하도 완강하게 거부하는 바람에 포기를 하고 있었다. 조루나 발기부전 등 성기능장애는 부부간의 협조와 노력이 매우 중요하기 때문에 이 부인의 부탁이 너무 애절하게 느껴졌고 무척 현명한 여성이라고 생각되어 필자 역시 전화상으로라도 남편과 통화를 하기로 했다.

조루증상에 앞서 남편은 평소 피로가 극심한 상태였고 허리통증도 심하다고 했다. 신경 쓰는 일이 많거나 임신을 해야 한다는 조급증이 생기면 조루증상이 더 심해지며 때때로 몽정도 한다고 했다. 남편과의 통화내용과 부인의 설명을 들어본 결과 남편의 성질이 불같고 신경질적이라는 점 등을 종합해볼 때 심화상염(心火上炎)해서 발병한 것으로 판단되었다. 가미청심연자음을 투여했는데 20첩을 복용한 후 남편에게서 전화가 왔다. 증세가 눈에 띄게 좋아진 것은 아니지만 몸이 훨씬 편해졌으며 평소 좌측 견비통이 상당히 줄었다는 것이다. 용기를 얻은 남편이 며칠 후 직접 진찰을 받겠다고 내원해서 만날 수 있었다.

사실 조루증은 사람에 따라 증상이 천차만별이고 원인 또한 그에 못지않게 다양하기 때문에 치료도 꾸준히 해야 하고 생활습관도 서서히 개선해나가야 한다. 특히 이 환자의 경우 심할 때는 부부관계를 갖기 전에 부인의 곁에만 가도 설정(泄精)이 될 정도로 심각한 상황이었기 때문에 치료기간을 오래 예상했다. 그런데 다행히도 효과가 매우 빨리 나타났고 약을 더 복용한 후에는 조루증세는 물론이고 결혼 전부터 앓아오던 축농증까지 말끔하게 없어졌다.

발기부전.

발기부전이란 강한 성적 자극이나 성욕을 느꼈음에도 불구하고 음경이 발기되지 않거나 발기가 되었다고 해도 견고하지 못해 여성의 몸속으로 들어가지 못하는 상태를 말한다. 조루증과 함께 남성의 성기능장애 중에서 가장 흔하게 보이는 질환이다. 한방에서는 음경이 흐물거리고 무기력하다고 하여 음위(陰痿)라고 표현한다.

대체로 나이가 들면 신양, 즉 신장의 양기가 부족하고 명문의 화가 쇠퇴하면 성기능이 약해지면서 음경의 발기가 제대로 되지 않는다. 당뇨병이나 암과 같은 만성 소모성질환을 앓는 환자에게서도 기질적인 발기부전이 올 수 있다. 젊은 시절에 유난히 무절제한 성생활을 한 사람은 음정(陰精)이 소모되고 손상되어 발기부전이 발생한다.

그러나 젊고 건강에 특별히 무리가 없는 사람이 발기부족을 호소한다면 대부분 정신적인 문제에서 기인하는 경우가 많다. 특히 성관계에 앞서 지나치게 긴장하거나 제대로 될까하는 불안감이 심하면 건강한 사람이라도 발기부족 현상을 곧잘 느낀다. 기질적인 문제가 아니라면 대부분 정신적인 안정을 찾는 것이 최선의 치료방법이다. 원인이 되는 감정이 해소되면 정상적인 성기능을 되찾게 되지만 그렇지 않다면 정신적인 문제가 몸상태에 영향을 준 것으로 한약을 써서 바로잡는 치료를 해야 한다.

한방에서는 신기가 허할 때, 심비가 상했을 때, 간신의 음기가 손상되었을 때, 습열이 아래로 몰렸을 때 음위가 일어난다고 본다. 신기가 부족하거나 명문의 화가 부족해 음위가 있을 때는 음경이 발기는 되지만 단단하지가 못하다. 얼굴에 핏기가 하나도 없고 추위를 많이 타면서 허리와 다리가 시큰거린다. 어지럼증이 나타나고 귀에서 울리는 소리가 나기도 한다. 이런 경우는 신을 보하고 양기를 북돋워주는 처방을 한다.

정신적으로 크게 충격을 받았다거나 우울, 불안, 스트레스가 과도하면 심비가 상해 음위가 오기도 한다. 그밖에 성생활이 과도하거나 사려과도가 지나쳐서 간신의 음기가 손상되었을 때, 습열이 아래로 몰렸을 때도 음위가 발생한다. 이때에도 체질과 증상에 맞게 적절한 한약을 사용하면 결과가 좋다.

발기부전증은 발병원인에 따라 각기 치료법이 달라지지만 무엇보다 본인 스스로가 정신적인 부담감을 더는 것부터 시작해야 한다. 성생활을 할 때는 너무 긴장하거나 초조해하지 말고 한두 번 발기부전 증세가 나타났다고 해서 지레짐작으로 병을 단정하는 것도 좋지 않다.

피가 섞여 나오는 요혈

소변볼 때 불그스레한 피가 섞여 나오는 것은 결코 소홀히 넘길 증상이 아니므로 정확한 한방진료를 받아 반드시 치료해야 한다. 한방에서는 소변으로 피가 나오는 것을 요혈(尿血)이라 한다. 통증은 없고 간혹 있다 해도 뻐근하거나 화끈거리는 느낌이 있는 정도다. 주로 신음이 허하거나 심장과 간의 화가 성했을 때, 비신이 허약할 때 생긴다.

신음이 허하면 신수가 부족하게 되고 습열이 하초에 머물러 피오줌이 나온다. 소변을 볼 때 화끈거리는 열감이 느껴지며 허리와 다리에 힘이 없고 귀에서 윙하는 울림소리가 들린다. 아랫배와 옆구리가 그득한 느낌이 있고 가슴이 답답하며 입이 쓰고 마른 것도 모두 신수부족으로 인한 증상들이다. 비신이 허할 때는 혈을 통솔하지 못해서 소변색이 붉으며 얼굴에 윤기가 없고 팔다리가 차며 어지럼증이 있다. 허리가 아프고 몹시 피곤함을 느낀다면 비신이 허약한 것을 의심해야 한다.

소변에 피가 섞여 나오면서 통증이 동반되는 것은 혈림이라고 한다. 혈림도 마찬가지로 신허해 기본체력이 많이 떨어진 것이 근본 원인이지만 성생활을 과도하게 했을 때나 하초에 습열이 몰려 혈이 제대로 돌지 못해서 생기기도 한다. 평소에 기름지고 진한 음식을 과식했을 때나 과음 때문에 혈림이 나타나기도 한다.

피의 색이 고운 것은 심장과 소장이 허하면서 동시에 열이 있는 것으로 가미도적산을 투여하고, 빛깔이 검은콩을 갈아놓은 것처럼 탁하고 검은 경우는 신장과 방광의 화(火)가 원인이므로 오림산(五淋散)이나 가미사물탕(加味四物湯)을 쓴다.

비임균성.요도염.

키가 작고 말랐으나 체구가 제법 단단해 보이는 29세의 청년이 진료실 문을 열고 들어왔다. 한의원이 영 어색하다는 듯 쭈뼛거리며 의자에 앉은 청년은 "저, 병원에서는 비임균성 요도염이라고 하는데……."하면서 증세를 얘기하기 시작했다.

비임균성 요도염이란 임질균이 아닌 세균이나 바이러스 등에 의해 요도에 염증이 생기는 증상이다. 임균성 요도염에 비해 증상은 심하지 않지만 치료를 해도 잘 낫지 않는 까다로운 병이다.

사실 청년의 형상을 살펴보고 짐작되는 바가 있었다. 청년처럼 콧구멍이 밖으로 훤히 드러나게 생긴 사람은 선천적으로 방광기능이 좋지 않기 때문에 요도염이나 전립선염으로 추정되는 증상들이 나타난다. 대개 어려서 오줌을 늦게 가렸다거나 커서도 밤에 실수를 자주 한다. 평소에 소변색이 쌀뜨물처럼 뿌옇거나 기름 같은 것이 뜨기도 한다. 비임균성 요도염이 있으면 소변이 시원하게 나오지 않으며 나와도 뒤끝이 개운치 않다. 요도주변이 찌릿찌릿하고 아랫배가 불쾌하면서 소화가 안 되는 사람도 있다. 이 병은 아직 뚜렷한 원인균을 알지 못하기 때문에 밖으로 드러난 증세를 누그러뜨리는 치료를 하게 된다.

이 청년 역시 마찬가지 경우로 가는 병원마다 비임균성 요도염이라고도 하고 만성전립선염이라고도 했는데 벌써 몇년 동안 병원을 드나들며 치료를 받아왔지만 괜찮아지는 것 같다가 다시 재발하기를 반복해 도무지 갈피를 잡을 수 없다고 했다. 증상은 호전되지 않으면서 몇년째 항생제 단위만 높아져 가는 치료를 하고 있었다.

게다가 얼마 전에는 과다한 약물복용이 원인이 되어 지방간 진단까지 받았다고 한다. 내년에는 결혼을 계획하고 있는데 몸상태가 현재 같아서는 도저히 결혼할 자신도 없다며 무척 상심하고 있었다. 체질과 맥상으로 판단하니 신기가 허해 방광의 기화작용이 장애가 된 것이 원인이었다. 오령산과 가감팔미환을 체질에 맞춰 번갈아 투여했는데 몇년 동안 고생해왔던 병증들이 말끔하게 없어졌다.

소변계통에 문제가 있는 것은 비뇨기계를 관장하는 신(腎), 삼초, 방광 등의 기능이 여러 가지 원인에 의해 장애를 받았기 때문이다. 이중에서도 특히 신은 비뇨기뿐만 아니라 생식기와 내분비계통을 총괄적으로 관장하는 장부다. 따라서 소변에 관한 이상이 있을 때에는 신의 기능에 문제가 있는 경우가 많으며, 한방치료 역시 신의 기능을 정상적으로 회복시키는 것을 우선으로 한다. 소변계통으로 불편한 점이 있다면 증세가 나타났을 때 곧 치료를 받아야 조루증이나 발기부전 등 더 심각한 문제로 발전하는 것을 막을 수 있다.

정자를 보관하는 주머니, 고환

고환은 정자 형성과 남성호르몬 분비를 하는 중요한 기관으로 음낭이라는 작은 주머니 속에 들어있다. 남성은 사춘기 동안에 고환 안의 미세한 관에서 정자를 만들기 시작해 일생을 두고 계속해서 만든다. 고환은 환경이나 온도에 무척 민감하다.

여성의 자궁이 음(陰) 중의 음으로 몸속에 들어 있는 것과는 달리 고환은 음 중의 양으로 비록 음낭 안에 들어 있기는 하지만 몸 밖으로 나와 매달려 있다. 양은 더운 것을 싫어하고 찬 것을 좋아한다. 여성의 자궁, 즉 음이 찬 것을 싫어하고 더운 것을 좋아하는 것과는 반대다. 고환의 온도가 상승하면 정자의 생성기능이 저하되어 생식능력이 떨어진다. 몸 밖에 매달리듯이 붙은 음낭 안에 고환이 있는 것은 참으로 오묘한 조화라고 할 수 있다. 음낭은 갑작스런 온도 변화로부터 고환을 지켜주는 구실을 하기 때문이다.

따뜻한 곳에 있다가 추운 밖으로 나왔을 때 음낭이 몸에 바짝 달라붙으며 쪼그라든다. 이것은 고환을 따뜻하게 보호하기 위한 반응이다. 반대로 날씨가 덥거나 고열이 있을 때는 음낭이 밑으로 축 늘어지면서 부피를 늘리고 공기와 닿는 부분을 넓혀 고환의 온도를 서늘하게 내려준다. 실제로 음낭에는 온도조절을 위한 땀샘이 많이 분포되어 있다. 이러한 음낭의 자동 온도조절 장치가 여러 가지 이유로 정상적으로 돌아가지 않으면 고환의 온도가 너무 덥거나 낮게 되고 정자의 수에 이상이 오고 기형정자의 수도 늘어난다.

p.a.r.t 5

산모가 건강해야 아기도 건강하다

임신 중 한약은 해롭다?
입덧, 행복한 고민만은 아니다
임신 중 감기, 태아가 자리를 잡지 못한 증상
임신 중 팔다리가 아프다
임신 중의 양수 이상, 한약으로 치료된다
임신 중 자궁 속에 혹이 생겼다
순조로운 출산을 위한 한방치료
임신 중 하혈과 복통은 유산의 징후
태아가 거꾸로 있는 경우 수술밖에 방법이 없을까?
습관성유산은 혈허가 원인

1 임신 중 한약은 해롭다?

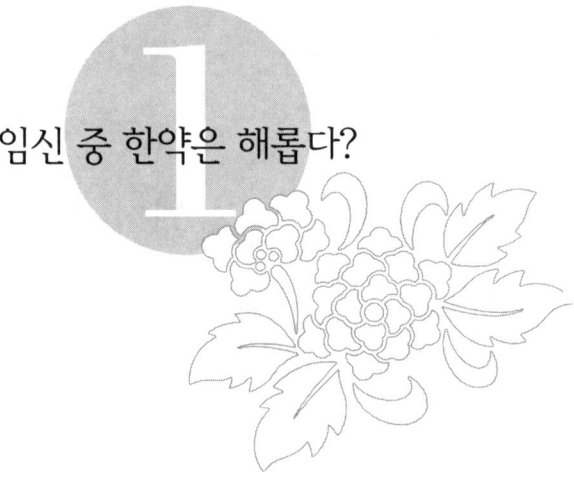

　　남자처럼 골격이 크고 관골부위가 무척 발달한 신씨는 여러 해 동안 불임 치료를 받아오던 중 친구의 소개로 필자의 병원까지 오게 되었다. 신씨의 불임 원인은 기(氣)가 실하고 몸이 냉한데 있었다. 꾸준히 치료한 결과 서른 여섯이라는 고령에도 불구하고 임신에 성공할 수 있었다. 임신 6개월 정도 되었을 때 신씨가 다시 병원을 찾았다. 아기가 처지는 느낌이라 마음대로 움직이기가 조심스럽고 기운이 없어서 하루하루를 지내기가 너무 힘들다는 것이다.

　　여러 가지 진찰 결과 기혈이 부족해 나타나는 현상으로 판단되어 팔진탕을 체질과 맥에 합당하게 가감해 투여했다. 팔진탕은 보혈약의 대표격인 사물탕과 보기약의 대표선수인 사군자탕을 합한 것으로 팔물탕이라고도 한다. 기와 혈을 골고루 보충해주는 팔진탕을 복용한 후 신기하게도 몸이 가벼워지고 거동이 수월해져서 마치 홀몸인 것처럼 느껴진다고 기뻐했다.

간혹 임신기간 중의 한약 복용이 태아에게 좋지 않은 영향을 미칠까봐 염려하는 사람들이 있다. 임신 전후로 적합한 한약을 복용하면 임신기간을 보내기에도 수월하고 건강한 아이를 낳는데도 많은 도움이 된다. 임신 중 한약 복용을 금기시하는 것은 한약에 대한 인식이 부족한 탓이다. 한약 중에는 임신 중에 사용할 수 있는 약과 투여해서는 안 되는 금기약이 분명히 구별되어 있다.

우선 한방에서는 임신 중 인삼이나 녹용 등 한 가지 한약을 집중적으로 처방하는 것을 절대 피한다. 이를 단방이라고 하는데 약이 아니라도 임신 중 개인적으로 인삼을 계속 복용한다면 태아에게 열이 전해져 좋지 않다.

이밖에도 임신 중에 피해야 할 한약재가 우황, 망초, 부자 등 50여 가지가 넘는다. 주로 땀이나 설사, 잦은 소변을 유발하는 한약재와 구토증세를 부르는 독성을 가진 약물이 임신부에게 처방을 꺼리는 약재들이다. 반면에 임신 중에 먹어도 좋은 한약으로는 보생탕, 팔진탕, 궁소산, 천금리어탕, 교애사물탕 등이 있다.

한약을 먹으면 좋은 경우

- 임신 초기의 입덧을 다스리고자 할 때. 당귀와 천궁이 들어간 보생탕을 주로 쓴다.
- 임신 중 유산의 기미가 있을 때. 한방에서는 이를 태기불안이라고 하며 유산이 되려고 하면서 하복통과 출혈 등이 있을 때는 안태음을 쓴다. 아기가 태중에서 튼실하게 자리를 잡게 된다.
- 임신 중인 아이가 총명하고 튼튼하길 원할 때. 당귀와 천궁이 주가 된 금궤당귀산이 도움이 된다.
- 출산일에 순조로운 분만을 원할 때. 부처님의 부드러운 손길이라는 의미의 불수산을 주로 쓴다.

이밖에도 임신부가 기운이 부족해 태아가 아래로 처지는 느낌이 있을 때, 임신 중에 감기가 심해서 기침이 치료되지 않을 때, 양수가 줄어들어 태아가 위험한데 현대의학으로는 마땅한 치료방법이 없을 때, 출산예정일이 임박했는데도 태아의 위치가 불안할 때 등에도 한약을 복용하면 좋은 효과를 볼 수 있다.

2 입덧, 행복한 고민만은 아니다

아내의 임신 소식을 듣고 난 남편의 첫마디는 아마 "뭐 먹고 싶은 거 없어?"일 것이다. 방금 전까지도 특별하게 먹고 싶은 것이 없었던 아내 역시 임신 사실을 알게 되면 괜히 무언가 먹고 싶은 것이 생각나기도 한다. 입덧이 뭔지도 모르고 그냥 임신 초기를 지냈다는 산모가 출산 후에도 두고두고 아쉬워할 정도로 입덧은 행복한 고민임에 틀림없다. 또 임신의 기쁨을 남편이나 가족과 함께 누릴 수 있는 임산부만의 특권이기도 하다. 그래서 입맛에 맞는 음식을 찾아 맛있게 먹을 수 있다면 얼마나 좋겠는가?

그러나 불행하게도 입덧이라고 하면 고개를 설레설레 내저을 정도로 심하게 고생하는 사람도 있다. 증세가 심하지 않은 사람은 속이 메슥거리고 음식냄새가 거슬리는 정도지만 냉수 한 잔도 냄새가 역겨워서 먹지 못할 정도로 예민한 임신부들도 있다. 심한 구토증상과 함께 기운이 없으면서 나른하고 졸리고 매사에 의욕이 떨어지기도 한다. 감기몸살처럼 으슬으슬 춥기도 하며 가슴이 답답해 호흡곤란까지 호소하는 사람도 있다. 그나마 먹고 싶은 것이 하나라도 있다면 무척 다행한 일이나 아예 음식은 입에 대지도 못하고 물 한 모금만 마셔도 다 토해낼 정도로 심한 경우에는 반드시 근본원인을 밝혀내 한약으로 다스려야 한다.

입덧 때문에 굶어죽은 사람은 없다며 무에 그리 유별나게 구느냐고 임산부를 타박하는 것은 입덧을 너무 과소평가하는 것이다. 산모의 영양상태가 극도로 피폐해지면 직간접적으로 태아에게 영향이 가게 된다. 드물게는 구토증상이 너무 심해 자궁출혈까지 보이다가 유산으로 이어지는 경우도 보았다.

입덧의 원인은 크게 두 가지로 볼 수 있다.

첫째, 자궁 속의 태(胎)가 안정되지 못해 입덧이 나타나는 것이다. 이렇게 안태가 되지 않아서 오는 입덧의 경우에는 금출탕이나 금궤당귀산을 체질에 맞춰 적절히 가감 투여하면 효과가 매우 좋다.

둘째, 체질에 따라 열이나 담이 원인이 되는 경우다. 체질이 마르고 허약한 사람은 열과 담으로 인해 입덧이 생기므로 보생탕, 이진탕가감방 등을 쓰며 뚱뚱한 사람의 입덧은 주로 습담에서 기인하므로 반하복령탕, 백출산 등을 쓴다. 한약으로 입덧을 다스리게 되면 입덧 자체가 가라앉는 것은 물론이고 임신상태의 몸이 전체적으로 좋아지면서 심신이 안정을 찾게 되어 편안한 임신기간을 지낼 수 있게 된다.

35세의 황씨는 아들딸 알맞게 둘을 기르다가 우연히 늦둥이를 갖게 되었다. 예정에 없던 아이였고 결혼 전부터 직장생활을 계속해왔던 터라 막내를 낳는 것에 고민을 많이 했지만 독실한 기독교인이라서 하나님이 주신 아이를 함부로 없앨 수 없다며 낳기로 결심했다고 한다. 평소에도 건강한 체질이었고 위로 두 아이를 낳을 때도 입덧을 거의 모르고 지냈는데 이번 임신 때는 유난히 입덧이 심하다고 했다.

황씨는 코가 오똑하고 피부가 검으며 기가 실한 여성이었다. 신경을 많이 써야 하는 직장인임을 고려해 기의 흐름을 순조롭게 조절해주는 보생탕을 투여했다. 약을 복용한 지 사흘경부터 입덧이 차츰차츰 좋아지더니 열흘 후에는 오심(惡心)과 구토현상이 거의 사라졌다. 임신이 중기에 다다를 무렵 기운도 떨어지고 뱃속의 아이도 건강하게 지키고 싶다면서 한약을 지으러 왔는데 안태음에 녹용을 넣어 처방해주었다. 노산이었지만 임신기간 동안 잘 지냈고 곧 똘똘한 아들을 순산했다.

임신 중 감기, 태아가 자리를 잡지 못한 증상

임신 중에 감기에 걸려 오랫동안 고생하는 사람들이 많다. 그런데 임신 중에는 일반적인 감기치료와는 그 처방을 달리해야 한다. 한의학에서는 임신 중에 나타나는 모든 현상을 태아가 자궁 안에서 안정적으로 자리잡지 못해 일어나는 것으로 해석한다. 따라서 안태시키는 처방을 쓰면 감기처럼 보이는 모든 증상들이 사라진다.

음악교사인 김씨는 결혼 5년만에 우여곡절 끝에 드디어 아기를 갖게 되었다. 33세의 나이라 유산이 염려되었고 학교일 외에는 모든 개인 레슨을 중

단해서인지 초기에는 아무런 무리 없이 잘 지냈다. 그러나 5개월째 접어들면서 여러 증상들이 나타나기 시작했다. 아랫배가 자주 뭉치면서 아파왔고 감기까지 걸려서 머리가 아프고 목이 따갑다고 했다. 기침을 하는 중에 조금씩 하혈이 비치기 시작해서 황급히 병원을 찾아왔다.

김씨는 기와 혈이 모두 왕성한 양명형의 체질이므로 중화(中和), 안태(安胎), 보혈(補血)할 목적으로 가감소시호탕을 투여했다. 피곤한 기운이 훨씬 줄어들더니 하혈과 복통, 기침 등이 말끔히 사라졌으며 고열을 동반한 감기도 치료되었다.

두 번이나 자연유산이 되어서 다시 임신하기가 두렵다는 이씨도 비슷한 시기에 치료한 환자다. 임신 2개월째인데 고열이 나고 위가 당장 어떻게 될 것처럼 아프고 옆구리까지 결려 죽을 먹고 있다는 것이다. 또 유산될까봐 심리적으로 불안하기도 하고 육체적으로도 힘들어서 그런지 안색이 너무 형편 없었다. 안태시키고 보혈시킬 목적으로 가감소시호탕을 적절히 투여했다. 그 결과 신기하게도 식욕이 회복되고 열도 완전히 정상으로 회복되어 일상생활에 아무런 무리가 없을 정도로 몸이 좋아졌다고 기뻐했다.

위의 두 경우에서 볼 수 있듯이 임신 중에 나타나는 모든 증상들은 태아가 제자리를 잡지 못해 나타나는 것이다. 감기도 마찬가지로 비슷한 증상들이 나타난다고 해서 일반적인 감기처럼 해결하려 들면 안 되는 것이다.

4 임신 중 팔다리가 아프다

 임신 3개월째에 내원한 이씨는 갸름한 신과의 형상을 보였다. 입덧이 심해 어지럽고, 왼쪽 팔과 어깨, 무릎이 아프다고 했다. 인체를 하나의 국가로 본다면 팔다리와 어깨는 외곽지역으로 볼 수 있다. 기혈이 부족하면 외곽의 신형(身形 팔다리, 어깨)을 통솔하지 못해 병이 온다.

 기혈을 돋워줄 목적으로 이씨에게는 가미팔진탕을 투여했다. 그러자 외곽의 기틀이 튼튼해져 팔다리, 어깨의 상태가 많이 가벼워졌고 입덧도 거의 사라져서 음식을 잘 먹게 되었다. 이와 유사한 경우로 임신 9개월째인데 손발이 화끈거려서 잠을 잘 수가 없다고 찾아온 환자가 있었다. 손발은 기혈이라는 한의학의 원리대로 가미팔진탕을 투여한 결과 뜨거운 기운이 없어져서 잠을 푹 잘 수 있게 되었다.

엄마가 건강해야 태아가 튼튼하게 자랄 수 있으며, 역으로 태아를 편안하게 해주면 임신기간 동안 모체의 건강이 더욱 좋아질 수 있다. 임신 중 불편한 증상이 있다면 마땅히 증상과 체질에 맞도록 한약을 복용해 태아와 산모의 건강을 지켜주어야 한다.

> **출산 후 여기저기 아프다**
>
> 출산 후에도 손목이 아프다, 무릎이 아프다, 허리가 아프다고 하면서 고통을 호소하는 여성들이 있다. 이런 증상은 어혈이 잘 풀어지지 않았을 때 나타나는 현상이다. 어혈이 풀리지 않으면 내부 장기의 운동이 제대로 이루어지지 않고 혈액순환도 나빠진다. 혈이 관절 마디마디, 손끝과 발끝까지 골고루 순환되어야 건강한 법인데, 어혈로 인해 순환장애를 일으키면서 불편한 증상이 나타나는 것이다. 따라서 산후에 몸이 아프다고 해서 침을 맞거나 부항을 뜨거나 하는 등의 무분별한 민간요법을 행하는 것은 좋지 않다. 그보다는 어혈을 가장 먼저 풀어주어야 한다.

5 임신 중의 양수 이상, 한약으로 치료된다

　임신 4개월 무렵 기침과 심한 두통 때문에 한약을 복용한 후 좋은 효과를 보았던 최씨는 다시 6개월이 지날 즈음 양수가 조금씩 흐르는 증세가 있다며 찾아왔다. 그녀는 서른이 넘어서 어렵게 임신을 했고 과거에도 한번 자연유산을 했던 적이 있었기 때문에 나름대로 살얼음판을 딛듯이 조심했는데 또 유산기가 있다면서 무척 불안해했다. 병원에서 일주일 정도 입원해 절대안정을 해야 된다고 하는데 사정상 일찍 퇴원을 하게 되었다면서 한약으로 치료할 수 있는지를 물었다.

양수가 새는 것은 자궁에서 태아를 포하는 능력이 모자라서 그런 것이다. 최씨를 진맥해본 결과 산모의 기혈이 너무나 허약한데 원인이 있었다. 결혼 후 3년 동안 아이가 없었던 점, 첫임신 때 유산한 것도 같은 이유였다. 최씨에게는 팔진탕을 체질과 맥에 맞게 가감해 약 1개월 정도 투여했다. 그후 달을 완전히 채워서 건강한 아기를 출산했고 산후조리할 때 남편을 대신 보내 출산 후 복용할 수 있는 약을 지으러 왔다.

29세의 홍씨는 쌍둥이를 임신 중이라 남들보다 배가 훨씬 더 불렀다. 별 이상 없이 임신 초기를 보냈다. 6개월쯤 되었을 때 병원에서 진찰을 받아보니 양수가 줄어들고 있다는 진단을 받았다. 쌍둥이 중 한 아이가 위험한 상태이고 양수가 계속 줄어드는 상태가 계속되면 나머지 한 아이도 장담할 수 없다는 말을 들었다는 것이다. 게다가 마땅한 치료법도 없고 그저 최대한 안정하면서 경과를 지켜보는 수밖에 없다고 해서 산모나 가족들의 걱정이 이만저만이 아니었다. 홍씨 같은 경우는 임상에서도 매우 드문 경우에 속한다. 그러나 임신 중 산모나 태아에게 나타나는 모든 증상들은 안태가 되지 않아서 나타나는 것이다. 이 경우도 청열하고 혈을 보하며 태아를 안태시키는 금궤당귀산을 투여했다. 이 처방은 상한방(傷寒方)이므로 반드시 유형이 있는 사람에게 써야 한다. 약 2개월 정도 치료한 결과 신기한 현상이 벌어졌다. 출산을 두 달 앞둔 정기검진에서 양수가 정상으로 돌아왔음을 확인할 수 있었던 것이다.

6 임신 중 자궁 속에 혹이 생겼다

"초음파상으로 보니 아기 주먹만한 혹이 있어요. 이대로 두었다가는 조산할 염려가 있다고 하는데 어떻게 해야 될지 모르겠어요. 무사히 달수를 채워도 자연분만은 힘들겠다고 하는데 방법이 없을까요?"

임신 6개월에 자궁 속에 혹이 생겼다고 내원한 한씨는 오랫동안 불임을 겪다가 본원에서 한약을 복용하고 어렵게 아이를 가진 경우라 더욱 관심이 갔다. 한씨의 남편은 말로만 듣던 3대 독자 외아들이었는데 부인의 건강은 물론 태중의 아기가 조산되었을 경우 아기의 건강에 대해 무척 상심하고 있었다.

걱정과는 달리 이 경우는 태아가 안태되지 않아서 나타나는 단순한 현상이다. 우리가 잠을 잘 때 자기 체형에 맞는 베개를 베야 편안한 것처럼 임신 중 혹이 자라는 것도 태아에게 베개가 필요한 것으로 해석할 수 있다. 사람의 몸은 매우 신비로워서 자기에게 불편한 점이 있으면 반사적으로 보호하려는 반응을 하게 된다. 자궁 속에 생긴 혹도 마찬가지다.

한씨에게는 태아가 편안하게 자리를 잡을 수 있도록 가미안영탕과 금궤당귀산을 교대로 투여하고 2개월 정도 약을 복용한 후 다시 검사를 받아보도록 했다. 예상대로 초음파로 확인해보니 혹이 보이질 않는다는 것이다. 놀랍기도 하고 불안하기도 해서 다른 병원에서 다시 재검진을 해보니 역시 혹 같은 것은 보이지 않는다고 했다. 출산을 할 때까지 마음을 놓을 수 없었던 한씨 부부는 건강한 아이를 낳고서야 비로소 환한 웃음을 지을 수 있었다.

7 순조로운 출산을 위한 한방치료

 출산예정일이 지나도 아기가 나오지 않는 것은 산모의 기혈이 부족해 태아가 아직 충분히 생장하지 못한 것이 원인이다. 이 경우에는 팔물탕이나 사물탕을 체질에 맞게 가미해서 복용하면 곧 분만할 수 있다. 예정일이 임박한 산모는 출산을 순조롭게 하기 위해서 한약을 복용하기도 한다.
 임신기간 동안 너무 살이 쪘다거나 분만시 진통이 오래 되면 난산이 될 수도 있는데 불수산은 진통시간을 줄이고 아기를 빨리 낳을 수 있도록 돕는 약이다. 〈동의보감〉에 "난산을 방지하고 해산을 쉽게 한다"고 나와 있는 불수산은 말 그대로 부처님의 손이 태아를 안전하고 편안하게 받아내는 것처럼 출산을 순조롭게 하며 태아와 산모의 건강을 좋게 한다. 이 약은 중국의 명의인 단계가 처음 만들었다고 한다. 호양공주라는 사람이 먹는 것은 너무 많은 반면 게을러서 도대체 몸을 움직이질 않으니 해산이 어려울 것을 염려해 만들어낸 처방이었다고 한다. 당귀와 천궁이 6대 4의 비율로 되어 있으며 해산달에 맞춰 복용할 수 있다.

산후 몸조리에 먹는 가물치

산후 몸조리에 호박이나 가물치 같은 음식이 좋다는 것은 다들 잘 알고 있다. 특히 가물치는 단백질과 칼슘이 풍부하고 소화에도 부담을 주지 않는 아주 좋은 식품이다. 가물치와 도라지로 국을 끓여 먹으면 산후에 몸이 붓는 것을 방지할 수 있다. 이외에 주변에서 손쉽게 구할 수 있는 재료로는 오미자, 감 등이 있다. 오미자는 폐를 보해주며 갈증을 해소하고 기침과 가슴답답증을 낫게 하는 효과가 있다. 산후에 몸이 허약하거나 마른기침을 할 때 차로 끓여서 수시로 마시면 좋다. 감은 서리 맞은 감이 특히 효과가 있다. 서리 맞은 감은 춥고 떨리면서 열이 나고 두통이 있을 때 도움이 된다.

임신 중 하혈과 복통은 유산의 징후

　임신 초기에 갑작스런 유산으로 어렵게 가진 아이를 잃는 불행한 사태를 맞게 된다면 매우 안타까운 일이다. 초기에 출혈이 있거나 배가 묵직하다거나 찌르는 듯한 통증이 있다면 전문의의 진료를 받고 적절한 한방약을 복용한 후 안정하는 것이 좋다. 임신 초기에 유산기가 있을 때는 우선 소량의 출혈이 있게 된다. 한방에서는 이를 태루(胎漏)라고 하며 청열해서 안태시키는 치료를 한다. 출혈은 있지만 하복부의 통증은 없는 것이 특징이다. 약을 복용하고 산모가 안정을 하면 상태가 좋아져서 임신기를 무사히 보낼 수 있다. 태루가 심해지면 출혈과 함께 복통이 동반한다. 이때는 행기안태(行氣安胎)라 하여 기를 원활하게 운행시키고 태아를 편안하게 자리잡도록 하는 안태음을 주로 처방한다.

임신 초기에는 여러 가지 원인으로 유산이 일어나기 쉽다. 대개 산모의 기혈이 허약하거나 몸에 열이 있을 때, 신장의 기운이 약할 때, 태아에게 원인이 있을 때도 유산이 일어나기 쉽다. 임신 중 과로하거나 몹시 놀란다거나, 부부관계를 갖는 것 또한 각별히 주의해야 한다. 이중 임신 중의 성생활로 인한 유산사례가 있어 소개하고자 한다.

첫아이를 임신한 28세의 이씨는 임신 3개월 무렵 하혈이 3일 동안이나 지속되어 병원에서는 절대안정을 권한다고 했다. 비교적 가벼운 부부관계 후 조금씩 피가 비친다는 것이다. 이씨는 얼굴이 각진 기과의 여성으로 이목구비가 큼직큼직하게 생긴 것이 남성 같은 이미지가 느껴졌다. 이렇게 남자처럼 생긴 여성은 태아를 포하는 기능이 약해서 다른 여성들에 비해 자연유산의 가능성이 높다. 형상의 특징과 성생활로 인해 기혈이 약해졌다고 판단, 팔물탕을 가감해 처방했는데 일주일 정도 복용한 후 하혈이 멈췄다.

임신기간의 성생활은 가급적 자제하는 것이 좋고 불가피하다면 임신 초기를 피해 최대한 조심해야 한다. 특히 남자같이 생긴 여성, 아랫배가 살찐 여성, 몸이 찬 여성은 각별히 주의하는 것이 좋다. 한방에서는 유산의 시기도 매우 중요하게 여긴다.

원래 임신 홀수달인 3, 5, 7개월은 자궁문이 조금씩 열리는 시기이므로 유산의 가능성이 많다. 한방에서는 양달이라고 하는데 이 시기의 유산을 방지하기 위해서는 미리 그 전달에 유산을 방지할 수 있는 약을 복용하는 것이 좋다. 음달에 속하는 임신 2, 4, 6개월 등 짝수달에 유산을 하는 것은 산모의 몸에 무척 나쁜 영향을 끼친다. 짝수달은 음(陰)에 해당해 자궁문이 닫혀 있는 때이므로 이때 유산이 된다는 것은 닫힌 문을 억지로 열고 아이를 꺼내는 것과 마찬가지라 자궁에 탈을 남기게 된다. 이렇게 되면 자궁에 숙질이 생기게 되고 다음 임신에도 지장이 있다.

자연유산이든 인공유산이든 음달에 유산을 하게 되면 양달에 유산한 것과 비교할 때 모체의 건강에 심각한 문제를 남기게 된다. 이때 유산한 산모는 반드시 기혈을 보하고 태원(胎元)을 튼튼하게 하는 약을 복용해 허한 것을 보해야 한다. 그후 다시 임신을 하게 되면 임신 초기에 미리 안태(安胎)하는 약을 써서 유산되는 것을 예방하는 것이 좋다.

태아가 거꾸로 있는 경우 수술밖에 방법이 없을까?

출산을 한달 정도 앞둔 29세의 한씨는 "아기가 거꾸로 있어서 수술해야 할 것 같다"는 의사의 말을 듣고 고민하던 중 혹시 한약으로 치료될 수 있을까하여 내원했다.

엄마의 양수 속에서 자유롭게 돌아다니던 태아는 태어날 달이 가까워지면서 머리를 밑으로 하고 발을 위로 한 자세가 된다. 출산을 순조롭게 하기 위해 태아 스스로 자리를 잡는 것이다. 그러나 분만예정일이 가까워지는데도 머리가 위를 향한 자세로 있는 경우가 있다. 이를 역위라고 하는데 분만예정일이 가까워져도 태아의 위치가 바뀌지 않으면 난산을 방지하기 위해 예정일에 앞서 제왕절개를 하는 경우가 많다. 제왕절개수술은 우리 몸의 중요한 경락인 임맥을 가른다. 임맥은 자궁에 기를 보내주는 중요한 경락이므로 이를 가르는 제왕절개는 기혈의 흐름을 끊기 때문에 가능하면 피하는 것이 좋다.

한씨의 경우 첫아이를 자연분만으로 순산했기 때문에 둘째아이 역시 마찬가지로 가능하면 자연분만하기를 원했다. 맥을 짚어보니 심장에 떨어졌는데 이는 산모의 기혈이 허약한 탓으로 팔진탕을 체질에 맞게 가미해 처방했다. 평소 잠을 잘 때 팔다리가 쑤시는 증상이 깨끗하게 사라졌고 아기 또한 무사히 자연분만으로 출산했다는 소식을 들었다.

10 습관성유산은 혈허가 원인

한방에서는 유산의 원인을 임신부의 혈기가 허손(虛損)되어 태아에 영양을 주지 못하기 때문에 저절로 낙태되는 것이라고 본다. 의서에는 유산을 다음과 같이 비유하고 있다.

"이것은 마치 나뭇가지가 마르면 열매가 떨어지고, 넝쿨이 시들면 꽃이 떨어지는 것과 같다. 또한 임신부가 과로했거나 성을 내어 마음이 상해서 속에 화가 동해도 낙태가 될 수 있다. 비유하면 바람이 불어 나무가 흔들리면서 나뭇가지가 꺾어지는 것과 같다."

"정상적인 몸풀기는 밤이 다 익으면 깍지가 저절로 벌어져서 깍지나 밤톨이 다 아무런 손상이 없는 것과 같다. 그런데 유산을 이에 비유해서 말한다면 아직 채 익지 않은 밤을 따서 그 송이를 비벼서 깍지를 손상시킨 뒤에 밤톨을 발라내는 것과 같아서 자궁이 손상되고 탯줄이 끊어진 뒤에 태아가 떨어져 나온다. 그러므로 유산했을 때에는 열배나 더 잘 조리하고 치료해야 한다."

허약한 여성의 경우 한번 자연유산이 되면 다음에도 다시 유산될 확률이 높아진다. 일반적으로 자연유산을 3회 이상 하게 되면 습관성유산으로 분류한다. 습관성유산은 반드시 원인이 있으므로 그 원인을 제거하는 치료를 해 건강한 아기를 출산하도록 해야 한다.

36세의 환자로 현재 두 아이가 있으며 그동안 네 차례나 자연유산을 했다는 여성이 있었다. 누가 보아도 혈색이 몹시 좋지 않았는데 평소에 온몸이 저릿저릿하면서 아프고 항상 피곤한 증세로 오랫동안 고생했다고 한다.

이밖에도 다음과 같은 증상들을 호소했다.

- 손목, 어깨, 팔꿈치, 무릎 등이 쑤시고 아프다.
- 두통과 어지러움이 심하다.
- 밤이 되면 피부가 가려워서 딱지가 앉을 정도로 긁어댄다.

- 몸이 달아오르면서 으슬으슬 춥다.
- 입이 쓰고, 가슴이 두근거리며, 목도 아프다.
- 밤이 되면 엉치가 아파서 돌아눕기가 힘들다.
- 아랫배가 가스가 찬 것처럼 불쾌하면서 뻐근하다.
- 냉이 심하면서 음부가 가려워 산부인과에서 자주 치료를 받았다.

이런 증상들은 밤에 더욱 기승을 부린다. 숙면을 취할 수가 없으니 아침에 일어나기가 힘들고 몸이 개운하지 않은 것은 당연했다. 여기저기 다니면서 검사를 받아도 뚜렷한 원인이 나오지 않았다고 한다. 자연유산의 횟수가 네 차례나 되었고 여러 가지 증상이나 맥을 검토한 결과 '산후허로증(産後虛勞症)' 이라고 판단되었다. 가미소요산을 체질과 맥에 맞게 가미해서 투여했는데 효과가 무척 빠르고 좋았다.

습관성유산 경력이 열 번이나 되는 환자도 있었다. 처음 만났을 당시 이목구비가 뚜렷하고 피부가 거무스름하며 무척 기실(氣實)한 인상이 강했다. 형상과 맥의 진찰소견으로 볼 때 내화(신경성질환)가 있어서 음혈이 손상을 받은 것이 잦은 자연유산의 원인이었다. 혈을 보하고 열을 내리는 금궤당귀산을 체질에 맞게 가감해 투여했다.

금궤당귀산은 임신 전후에 고루 쓸 수 있는 약이다. 임신 전에는 자궁이 튼튼해지며 임신 중에는 유산을 예방하고 특히 태아의 두뇌를 좋게 해준다. 워낙 유산의 횟수가 많아 약 15개월가량 한약을 복용하면서도 걱정이 많았는데 다행히 임신해 건강한 아기를 출산했다.

임신 중 한방치료 – 당뇨병 환자의 출산기

당뇨병으로 오랫동안 인슐린 주사를 맞아왔거나, 류머티즘 관절염 등으로 임신 전부터 양약을 복용한 전력이 오래된 여성은 임신을 해도 습관적으로 자연유산되는 사례가 많다. 또 무사히 출산한다고 해도 아이가 건강하지 못한 경우가 대반사다.

필자의 환자 중 당뇨병으로 인슐린 처방을 받고 있던 26세의 여성이 있었다. 소아 때부터 계속 당뇨치료를 받아오던 처지라 임신은 위험하다는 의사의 진단이 있었지만 의사의 만류에도 불구하고 첫아이를 임신했는데 7개월만에 거대아를 사산하고 말았다. 혹시나 하는 심정이었다가 크게 낙심하던 끝에 한방치료를 받으면 방법이 있지 않을까 해서 필자와 만나게 되었다.

당뇨병은 한의학적으로 볼 때 정(精)이 새는 현상이므로 임신 중이라도 간장과 신장의 기능을 도와서 보정(補精)시켜주면 건강한 아이를 출산할 수 있다고 판단해 자궁을 튼튼하게 하는 한약을 투여하기로 했다. 임신을 하고 싶다는 환자의 의지가 무척 강했고 약을 복용하는 일이나 평소 생활할 때의 주의사항도 모범적으로 잘 따라주었다. 결국 그 정성이 보람이 있었는지 차츰차츰 맥이 안정되면서 안색이 좋아지더니 임신을 하게 되었다.

당뇨병 환자들은 저항력이 크게 떨어져 있는 상태여서 감기를 자주 앓게 된다. 이 환자의 경우도 예외는 아니었다. 그때마다 모체와 태아를 화해시켜주고 인체의 외부와 내부를 적절히 조화시켜주는 감기약을 체질에 맞게 투여해 증상이 심해지는 것을 막아주었다. 또 평소에는 보정시킬 목적으로 보정의 으뜸약인 녹용을 넣은 가감팔미탕과 태중의 아이를 편안하게 보호하고 건강하게 만들어주는 가미팔진탕을 적절히 가감해 투여했다. 그렇게 조심스럽게 열 달을 지낸 후 건강한 아이를 출산하게 되었다.

p.a.r.t 6

산후풍, 한방으로 다스린다

산후에 바람 든다?
산후조리는 백일 동안 제대로 하자
산후어혈은 만병의 근원
훗배앓이는 출산의 마지막 복통
한방으로 다스리는 산후풍

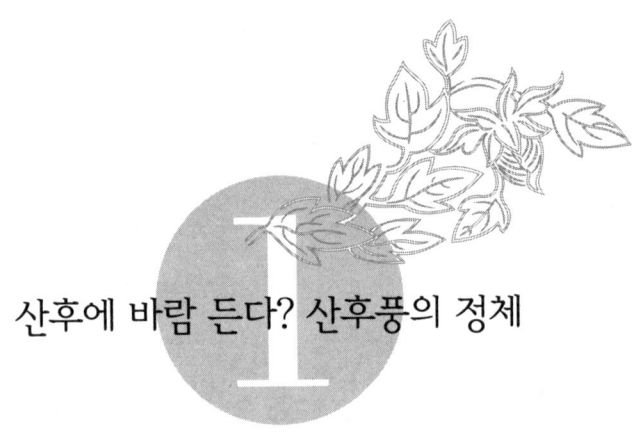

산후에 바람 든다? 산후풍의 정체

    아내의 보약을 짓는다며 부부가 함께 병원을 찾아왔다. 3년 전 첫아이를 낳은 부인이 걸핏하면 팔다리가 쑤신다는 것이다. 조금만 피곤하거나 힘든 일을 하면 손목이 아파서 밥그릇조차 들기가 힘들고 허리도 자주 아프다고 했다. 증세를 설명하는 아내 곁에서 우락부락하게 생긴 남편이 못 참겠다는 듯이 불쑥 한마디를 한다.

    "선생님, 이 사람이 걸핏하면 산후조리를 잘못해서 아프다고 하는데 애 낳은 지 3년이 넘었는데 아직도 그 소립니다. 남들 하는대로 한달 동안 산후조리도 했구요. 보약도 먹었습니다. 이제 나이가 겨우 삼십인데 장모님보다도 몸이 골골해요. 허리가 아파도 산후조리를 잘못해서 그렇다고 하고 소화가 안 되도 애 낳고 속이 다 곯아서 그렇다고 하니 제가 그 소리 때문에 노이로제가 걸릴 지경입니다."

옆에 앉아있던 아내는 답답한 표정을 지으면서도 겸연쩍은지 슬며시 미소를 짓는다.

"보약을 드셨다구요?"

"예. 아이 낳고 시어머니께서 해주신 약을 먹었어요. 가물치에다가 이것저것 좋은 한약재를 많이 넣으셨다고 했거든요."

아내의 형색을 살펴보니 이목구비가 크고 시원시원했다. 특히 코가 크고 입이 컸다. 입술색도 약간 푸르스름한 기운이 보였다. 여성의 경우 코와 입이 큰 것은 기와 혈이 허함을 나타내고 푸른 입술색은 몸이 차다는 것을 의미한다. 가물치는 그 성질이 차기 때문에 몸이 찬 사람이 복용하면 득보다 실이 많다. 더구나 이 환자의 경우에는 출산 후 기혈이 더욱 허해진 상태에서 어혈을 제대로 풀어주지도 않고 무턱대고 보약을 복용한 것이 화근이었다. 몇 가지 사항을 묻다보니 삼칠일이 채 지나기도 전에 부부관계를 가진 것도 문제가 되었다. 결국 이 부인은 산후조리를 잘못한 셈이다.

한방에서는 출산 후 산모에게 나타나는 모든 증상을 일러 산후풍(産後

風)이라고 부른다. 산후풍의 원인은 대부분 몸속에 남아있는 산후어혈 때문이다. 출산으로 인해 몸이 극도로 허약해져 있는 상황인데다 어혈까지 그대로 쌓이면 전신의 기혈 순환을 방해하게 되어 산후풍으로 고생하게 된다. 또 임신을 하고 분만을 하게 되면 자궁과 그 주위의 골반은 물론이고 전신의 관절에 무리가 가게 된다. 산후 몸이 완전히 회복되지 않은 상태에서 풍한(風寒 찬바람, 찬물)에 접촉한다거나 과로했을 경우, 성생활이 지나쳤을 경우, 무리한 출산으로 하혈이 심했을 경우에도 갖가지 산후풍 증상이 오게 된다. 산후풍의 증상은 무척 다양한데 대개 다음과 같다.

- 허리, 무릎, 발목, 손목 등 관절부위가 아프다.
- 온몸, 또는 특정 부위가 시리다.
- 팔다리 및 전신이 저리다.
- 어깨가 결리고 뒷목이 뻐근하다.
- 한기가 든다.
- 땀을 지나치게 많이 흘린다.
- 의욕이 없고 우울하다.
- 머리가 아프다.
- 식욕이 없다.

- 어지럽다.
- 가슴이 답답하다.
- 몸이 붓는다.

   한가지 증상이 나타나는 사람도 있지만 한꺼번에 여러 증상이 나타나기도 한다. 허리가 아팠다가 그 통증이 어깨나 머리, 손가락 마디마디를 돌아다니는 식으로 증상이 옮겨 다니기도 한다. 이런 증상들은 병원에 가서 엑스레이를 찍거나 방사선검사를 받는 등 갖가지 검사에도 불구하고 특별한 이상이 없다고 나타나는 경우가 대부분이다. 간혹 첫출산 때 산후조리를 잘못해서 몸이 아픈데 다시 한번 출산을 하고 제대로 산후조리를 하면 괜찮아지냐는 질문을 받을 때가 있다. 그러나 몸이 안 좋은 상태에서 임신을 하면 태아나 임신부에게도 좋을 리 없고 또한 분만 후에 조리를 아무리 잘한다고 해도 회복되는데 상당히 많은 노력과 시간이 필요하다. 실제로 이 말을 굳게 믿고 아기를 출산했으나 몸이 더 아프다고 하는 경우가 더 많다.

   산후풍을 예방하기 위해서는 출산 후 손상된 기혈을 회복시키는 산후조리약을 시기에 맞춰 복용하는 것이 좋다. 보통 출산 일주일 이내에는 어혈을 풀어 자궁수축을 도와주는 어혈약을 쓰고 그 이후에는 허손된 기혈을 보충하는 약을 쓰는 것이 바람직하다.

산후조리는 백일 동안 제대로 하자

　산후조리를 얼마동안 해야 하느냐에 대해서는 여러 가지 의견이 많지만 기본적으로 아기를 출산하면 삼칠일, 즉 21일 동안은 산모와 아기가 모두 조심해야 한다. 이 시기를 잘 넘겨야 출산 때 흐트러진 산모의 근육과 뼈마디가 제자리를 잡고 임신 전의 상태로 되돌아갈 수 있다. 금줄을 삼칠일 동안 매달 아놓는 이유도 이 때문이다. 의학적으로도 출산 후 3~4주 정도는 자궁내막이 재생되고 오로가 분비되는 등 산모의 몸이 회복되는 시기이기도 하다. 그런데 이 삼칠일은 산후조리의 최소 기간이다. 삼칠일이 지났다고 해서 출산 전의 부주의한 일상생활로 돌아가게 되면 나중에 산후풍으로 심하게 고생을 하게 된다. 전통적으로 한방에서는 산후조리 기간을 백일로 권하고 있다.

태어나서 죽을 때까지 사람은 여러 차례의 통과의례를 거치게 된다. 그중 제일 먼저 치르는 의례가 바로 '백일'이다. 아기가 태어나서 맞는 백일은 단순한 날수 이상의 중요한 의미를 지닌다. 옛날에는 영아사망률이 높아서 신생아가 몇 달을 살지 못하고 죽는 일이 많았다. 그래서 백일은 아기가 태어나서 죽지 않고 그만큼 살았다는 것을 기념하는 날인 동시에 백일 동안 살았기 때문에 앞으로 죽지 않고 살 수 있다는 희망을 담고 있는 날이다.

백설기라는 흰떡을 해서 백집에 나눠주고, 백집에서 얻어온 옷감조각으로 옷을 지어 입히는 풍속도 그러한 축복과 희망을 담고 있다. 백이라는 의미는 숫자로서의 100을 의미하는 것뿐 아니라 어떤 일을 완성한다는 완결의 개념이라고 한다. 아이가 없던 부녀자가 산이나 절을 찾아가 백일기도를 드리는 것도 백일이라는 시간이 간절히 원하는 것을 이룰 수 있다는 의미를 담고 있기 때문이다.

산후조리도 마찬가지다. 출산으로 인한 몸의 기능이 완전히 회복되려면 산후 백일은 지나야 한다. 〈부인양방 婦人良方〉에도 산후조리는 백일을 기준으로 한다. "백일 동안 칠정(七情)의 노권(勞倦)과 행동(行動)이나 혹은 철공(鐵工)을 하거나 생냉(生冷)과 점경(粘硬)한 음식을 마음대로 먹거나 또는 풍한(風寒)을 범(犯)하거나 하면 당시에는 깨닫지 못해도 뒤에 욕노(褥勞)라는 병증을 일으키는 법"이라고 했다.

칠정의 노권과 행동을 한다는 것은 한방에서 중시하는 칠정상, 즉 기쁨, 분노, 걱정, 생각, 슬픔, 두려움, 놀라움의 7가지 감정을 지나치게 한다는 뜻이다. 철공은 힘든 일을 함부로 하는 것을 의미하고, 생냉과 점경한 음식이라 함은 날음식, 찬 음식, 딱딱한 음식을 말한다. 풍한은 몸을 찬 곳에 노출시키는 것을 뜻한다. 이런 점들을 조심하지 않으면 그 당시에는 잘 모르나 몸이 점점 허약해지고 병이 깊어져서 나중에는 원인도 모르는 이름모를 질병으로 시달리게 된다.

〈부인양방〉에는 산후 부부관계에 대한 구절도 있다. "산후 백일이 지난 후에야 부부가 교합할 수 있으며 그렇지 아니하면 허약함이 극심해져 백가지 병이 생긴다"라고 했는데 이것은 매우 중요하다. 사실 출산 후 처음 이루어지는 부부관계에 대해서는 여러 의견이 분분하다. 세이레 곧 삼칠일이 지나면 괜찮다, 오로가 끝나고 첫생리가 시작되는 6주 정도가 안전하다, 산후검진을 받고 문제가 없음을 확인한 다음 관계하는 것이 좋다 등등.

여성에게 있어서 출산은 몸의 혁명이라고 할 정도로 커다란 신체의 변화를 초래한다. 출산하면서 골반뼈를 비롯한 모든 마디들이 벌어지는데 이 뼈들이 제자리를 잡을 때까지 세심하게 조리를 해야 한다. 조금이라도 소홀하게 되면 건강하고 날씬하던 여성도 아이를 낳고 나서 여러 가지 증상에 시달리게 된다.

이와 같이 산후조리는 백일이 기본이라는 것을 잘 새기고 일상생활을 해야 하며 산후 백일이 지나기 전에 불순물과 어혈을 제거하는 한약을 복용해 장부의 기능을 제대로 바로잡아주면 평생건강의 기초가 마련된다.

간단하게 요약하자면 산후 백일 동안에는 화내거나 걱정하고 우울하지 않도록 마음을 편안하게 갖는다. 힘든 일을 하지 않는다. 날음식, 찬 음식, 딱딱한 음식을 먹지 않는다. 찬바람을 쐬지 말고 찬 곳에 있지 않는다. 부부생활을 하지 않는다.

지금은 거의 사라진 금줄의 의미

예전에는 아기를 낳으면 누구나 할 것 없이 대문에다 금줄을 쳤다. 사내아이면 숯덩이와 빨간 고추를, 여자아이면 생솔가지와 숯덩이를 꽂았다. 지방에 따라 종이나 미역꼬투리, 조약돌을 끼우기도 했다. 붉은 고추는 남성의 성기를 상징하며 솔잎의 녹색은 여성을 나타내는 빛으로 여겼다. 숯은 공통적으로 제독(除毒)의 뜻이 담겨 있다. 금줄이 쳐져 있는 집에는 가족 이외 사람들의 출입이 금지된다. 출가한 딸이라도 출입할 수 없었다고 한다. 사람들의 출입을 금하는 이유는 삼신이 노해서 아이에게 해를 끼친다고 믿었기 때문. 가족들도 부정한 것을 보거나 상가에 다녀온 사람은 산실에 들어가지 않는 등 몸가짐을 조심해야 했다.

아기가 태어나면 7일을 단위로 첫이레, 두이레, 세이레라 부르며 그때마다 특별한 의례를 치렀다. 7일은 예로부터 좋은 수로 여겼으며 단군신화에 따르면 단군을 낳은 곰도 세이레 동안 굴에서 지냈다고 한다. 지역에 따라 첫이레 동안 금줄을 매어두는 곳도 있었으나 대개 세이레 곧 삼칠일 동안 금줄을 걸어두기도 했다. 금줄이 거두어지면서 그동안 산모나 아기, 가족들이 지켜야 할 금기가 풀어지는데 오늘날에도 이런 전통이 남아 있어서 삼칠일 동안의 산후조리를 기본으로 여기고 있다. 그러나 요즘은 산모가 병실에서부터 손님을 맞는 일이 흔하다. 면역력이 약한 태아와 충분히 휴식을 취해야 하는 산모의 입장을 고려할 때 금줄의 상징적 의미를 잘 새겨보았으면 하는 바람이다.

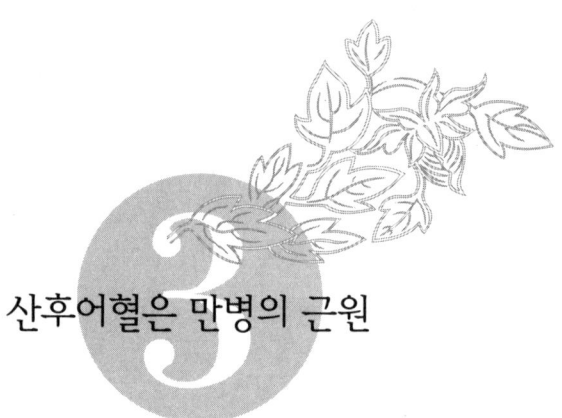

산후어혈은 만병의 근원

한방 산후조리의 핵심은 선어혈후보(先瘀血後補)로 정리할 수 있다. 어혈을 먼저 풀고 보약은 그 다음이라는 뜻이다. 흔히 출산 후에 몸이 허해졌다고 해서 무조건 몸을 보신하는 약이나 음식을 권하게 된다. 그러나 산모에게는 보약보다는 어혈을 푸는 약이 더 급하고 훨씬 중요하다. 어혈을 완전히 제거하지 않은 상태에서 보약을 먼저 쓰게 되면 오로가 충분히 배출되지 않아서 어혈이 그대로 몸속에 머물게 된다. 쉬운 예를 들자면 더러운 물을 완전히 배수시킨 다음에 깨끗한 물을 담는 것이 아니라 더러운 물에다가 자꾸만 새

물을 들이붓는 것과 같다. 아무리 깨끗한 물을 담아도 더러운 물과 섞이게 되면 순수한 처음의 상태로 되돌아가기란 어렵다. 넓은 의미에서 보자면 어혈(瘀血)이란 외상이나 혈열, 한사 등의 원인으로 혈이 제대로 순환하지 않고 한곳에 정체된 것을 말한다. 그러나 산후어혈을 얘기할 때는 출산으로 생긴 불순물과 나쁜 피가 완전히 배출되지 않고 머물러 있는 것을 말한다.

어혈로 나타나는 증상은 어혈이 생긴 부위에 따라 다양하다. 아랫배가 쉬 꺼지지 않으며 가슴과 양옆구리가 아프고 손목이나 허리 등 관절이 아프고 어지럼증이 나타난다. 아무 원인도 없이 온몸에 힘이 하나도 없으면서 감기 비슷한 증상이 있고 얼굴의 관골부위가 발그스름하다거나 기미가 생기는 것도 모두 출산 이후 어혈을 풀어내지 못해서 나타나는 후유증이다. 어혈이 심장으로 몰리면 심장부위에 큰 통증이 오고, 자궁 속에 남아 있으면 산후허로증(産後虛勞症)이 되어 아랫배가 아프고 심한 경우에는 간질발작을 일으킬 수도 있다. 출산 직후에 쓰는 어혈제로는 체질과 증상에 따라 달라질 수 있으나 대체로 생화탕, 궁귀탕, 오적산, 시호사물탕, 궁귀조혈음, 소요산 등이 있다. 이런 약들은 어혈을 풀어주고, 오로를 쉽게 나오도록 해서 자궁수축이 빨리 되도록 도와준다. 어혈을 풀어내는 약을 쓴 후에는 보중익기탕, 팔물탕, 보허탕 등 산모의 기와 혈을 보충해주는 약을 복용하면 산후풍을 효과적으로 예방할 수 있다.

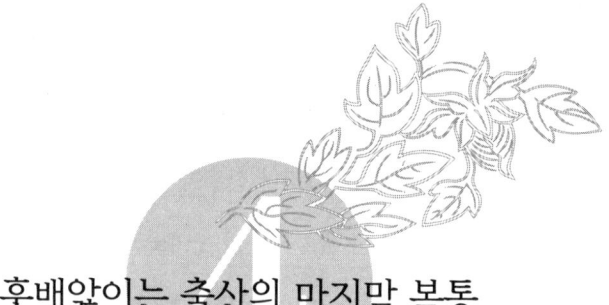

훗배앓이는 출산의 마지막 복통

평상시 자궁의 크기는 어른주먹만하다. 그러다가 임신이 되면 점점 커져서 분만 직전에는 처음 크기의 500배 정도나 커진다. 임신기간 동안 태아를 안전하게 감싸고 있었던 자궁은 분만과 함께 서서히 작아져서 그 높이가 명치 아래로, 배꼽 아래로, 마침내는 골반강내로 내려오게 된다. 이 과정에서 자궁은 불규칙적인 수축과 이완을 거듭해 안에 고여 있는 불순물을 질을 통해 내보낸다. 이때 복통이 느껴지는데 이를 훗배앓이 또는 산후복통이라고 한다.

보통 초산부보다는 아이를 여러 번 낳은 산모일수록, 건강한 사람보다는 허약한 사람일수록 훗배앓이가 심하고 기간도 오래간다. 거꾸로 생각하면 초산부이거나 건강한 사람일수록 자궁근육의 탄력성이 높아서 더 빨리 수축되고 훗배앓이도 빨리 끝나는 것이다. 모유를 먹이는 산모도 자궁수축이 빠르다. 산후복통은 분만 당일 가장 심하며 시간이 지날수록 통증이 약해지고 점차 사라진다. 그러나 복통이 일주일 이상 계속 되거나 아랫배가 쥐어짤 듯 아프고 허리통증이 동반된다면 서둘러 의사의 처방을 받는 것이 좋다.

가미생화탕은 자궁수축을 도와주고 통증을 약하게 해준다. 한방에서는 산후복통을 자궁수축의 원인 말고도 오로가 충분히 배출되지 않아서 생기는 어혈을 원인으로 삼기도 한다. 출산 후 어혈을 제거하는 약을 제때에 복용해주면 자궁수축을 수월하게 하면서 어혈도 제거할 수가 있다.

앉기도 걷기도 불편한 회음부 통증

출산을 순조롭게 돕기 위해 요즘은 대개 회음부를 절개하고 봉합하는 과정을 거친다. 이 부분이 아무는 과정에서 산모는 거동이 불편하고 통증을 느끼는 등 상당한 고통을 받는 경우가 많다. 회음부의 통증 때문에 분만 후의 변비나 치질이 더욱 심해지기도 한다. 출산 후 한달 정도는 자궁과 질에서 오로라는 분비물이 나오는데 이를 위생적으로 처리해야 회음부 주변에 염증이 생기는 것을 방지할 수 있다. 약쑥을 끓인 물로 씻거나 뜨거운 김을 쐬어주면 통증이 한결 나아지고 회복도 빨라진다. 간혹 오로와 어혈을 같은 것으로 착각하는 경우가 있다. 오로란 출산 후에 나오는 혈액과 섞인 분비물로 대개 3주 동안 나온다. 한달 정도가 지나면 처음에는 핏덩어리가 섞인 오로가 점차 갈색, 황색으로 변하다가 깨끗해진다. 오로가 없어지면 자궁이 어느 정도 회복기간을 지냈다는 뜻으로 해석하기도 한다. 오로를 어혈로 오해하는 사람은 뱃속에서 찌꺼기가 완전히 빠져나왔으므로 출산으로 인한 어혈까지 모두 없어졌다고 생각하기 쉽다.

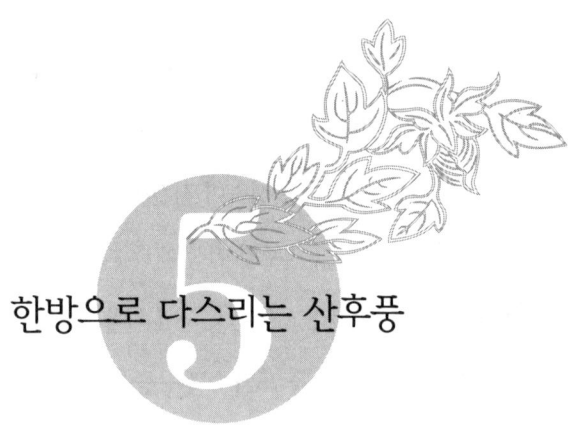

한방으로 다스리는 산후풍

손목이 시리다 - 손가락. 마디마디가. 아프다.

    출산 후에 손목이 아프거나 손가락이 잘 구부러지지 않는다고 병원을 찾는 산모들이 많다. 아이를 낳고 꽤 여러 해가 지났는데도 여전히 손목이나 무릎이 아파서 찾아오는 여성들을 보면 출산 직후 바로 치료해주지 않고 고생한 것이 참 안타깝다. 대개 산후조리 기간의 초기에 관절을 무리하게 사용했을 경우 이런 증상이 나타나기 쉽다. 그런데 문제는 산후조리도 충분히 했고 특별히 문제가 될 만큼 손목이나 관절을 혹사하지 않았는데도 아프다는 환자들이다.

　　이런 환자들을 보면 뱃살이 빠지지 않고 그대로인 경우가 대부분이다. 뱃살이 빠지지 않았다는 것은 산후의 어혈이 제거되지 않았다는 뜻이다. 어혈이 제거되지 않으면 내부 장기의 굴신운동이 제대로 이루어지지 않아서 몸 구석구석 사지말단(四肢末端)에까지 영향을 미친다. 그래서 손목이 아프고 손가락이 잘 구부러지지 않는 것이다. 급한 마음에 침을 맞고 물리치료를 받는다고 해결될 문제가 아니다. 손목이 아파서 왔는데 원인이 어혈에 있다고 하면 대부분은 고개를 갸웃하며 이해가 되지 않는다는 표정을 짓는다.

　　〈내경〉에 보면 "혈(血)은 영(榮 영양분)이 된다. 눈은 혈을 받아야 볼 수 있고 발은 혈을 받아야 걸을 수 있다. 손바닥도 혈을 받아야 쥘 수 있고 손가락도 혈을 받아야 쥘 수 있다"고 씌어 있다. 그런데 우리 몸 전체의 경락을 따라 각 장기에서 손끝, 발끝까지 순환되어야 하는 혈이 불순물과 섞인 어혈상태로 한곳에 머물러 있으니 손목이나 손가락을 제대로 쓸 수가 없는 것이다. 산후에 팔다리 관절이나 손발가락이 아프다면 부분적인 치료에만 매달릴 것이 아니라 산후어혈을 풀어주는 약을 체질에 맞게 복용해야 한다. 그래야 전신의 건강상태가 호전되면서 손목이나 손가락 아픈 것은 저절로 치료된다.

　　산후 7개월째인 정씨는 특히 엄지손가락이 아프다고 했다. 몸조리를 충분히 하지 않은 탓도 있지만 전신이 두드려 맞은 사람처럼 아프고 노곤한데 특히 엄지손가락이 몹시 아파서 음식 만드는 일조차 하기가 힘들다고 호소했다.

앞서 말했듯이 손가락이 아픈 것은 경락이 나쁜 것이므로 경락을 좋게 해주는 약을 복용하면 산후병도 치료되고 손가락의 통증도 없어진다. 특히 엄지손가락은 수태음폐경(手太陰肺經)에 속하므로 산후에 보(補)와 치료를 겸할 수 있는 보허탕(補虛湯)을 투여했는데 한제를 복용한 후에 엄지손가락의 통증은 물론 온몸이 아프고 노곤한 것도 말끔히 치료되었다.

허리 골반통증 - 온 몸 이 . 다 . 아 프 다 .

아이를 낳고 난 후 삼칠일에서 백일 동안은 육아와 가사노동을 최대한 쉽고 편하게 줄여야 한다. 아이에게 수유를 할 때는 한쪽 팔에 지나치게 힘을 주지 않도록 푹신하고 얇은 베개를 준비해서 괴어주고 양쪽을 번갈아가면서 먹이는 것이 좋다. 다리를 구부리고 앉지 않도록 의식적으로 조심해야 하고 일어나고 앉을 때에도 관절부위에 무리가 가지 않도록 각별히 신경을 써야 한다.

어떤 환자는 병원에 입원해 있는 사흘 동안 혼자서 일어나기가 힘들어 침대의 난간을 붙잡고 힘을 주는 바람에 손목은 물론 옆구리와 허리가 아파 오랫동안 고생을 했다고 한다. 가능하면 출산 직후부터 곁에서 도와주는 사람이 있어야 산모가 쓸데없이 힘을 쓰지 않는다. 약을 지으러 오는 환자들 중에는 출산 후부터 허리, 또는 꼬리뼈가 아프다는 사례가 매우 많다.

출산한 지 각각 1개월, 3개월 된 이씨와 한씨의 경우를 소개하자면 대강 이렇다. 이씨는 허리가 너무 아파서 침을 맞고 한약도 먹어보고 출장안마사를 불러 주기적으로 지압까지 받았다고 한다. 정형외과에 가서 정밀검사도 해봤지만 아무 이상이 없어서 물리치료만 받았다고 했다. 한씨는 꼬리뼈가 아파서 푹신한 소파에조차 앉기 힘들다고 한다. 두 환자 모두 증세가 오후에 더 심해져서 밤에는 통증이 참을 수 없을 만큼 커지는 것이 특징이었다.

산후에 허리 또는 엉치가 아픈 것은 근본적인 원인을 해결하지 않고 무분별하게 보양약을 먹었기 때문이다. 증세가 심해지기 전에 한의사에게 약을 처방받았다면 괜찮았을 것을 민간요법으로 보양약을 먹거나 각종 물리치료나 침, 부항요법 등을 무분별하게 행하게 되면 허리나 엉치가 더 나빠지게 되고 원기마저 손상시켜 호미로 막을 수 있는 일을 가래로 막아야 할 정도로 일을 악화시키는 셈이다. 산후에 어혈이 제거되지 않으면 자궁수축이 원활하지 않고 골반이 제자리로 돌아오지 못해 허리나 엉치가 아프게 되는데 이때의 통증은 밤에 더욱 심한 것이 특징이다.

허리가 아픈 것은 '어혈요통(瘀血腰痛)'이라 하여 가미오적산, 가미사물탕을 체질에 맞게 투여한다. 꼬리뼈가 아픈 것은 '둔첨통(臀尖通)'이라고 하는데 음허(陰虛)하고 방광(膀胱)에 화(火)가 있어서 나타나는 병이므로 가미사물탕, 가미이진탕이 좋은 치료제가 된다.

한기 - 으슬으슬. 추웠다. 더웠다.

　분만 직후에는 산모의 체온이 급격하게 내려가서 으슬으슬하게 한기가 든다. 따뜻한 이불을 덮어주고 안정을 취하면 곧 나아지는데 산후 한달이 지났는데도 여전히 한기가 든다는 환자가 내원했다. 온몸이 찬바람이 감싸고 있는 것처럼 추웠다가 열이 나면서 다시 더워지는 것을 반복하면서 추울 때는 마치 젖은 옷을 입은 것 같고 열이 날 때는 온몸이 화끈거린다고 했다. 여러 병원을 전전했지만 검사결과마다 뚜렷한 원인은 밝혀지지 않았다면서 한방치료에 마지막 희망을 걸고 찾아왔다는 환자였다.

　한기를 가라앉히는 처방은 환자의 증상과 체질에 따라 달라진다. 그러나 여러 증세와 산후임을 고려했을 때 어혈이 심장을 쳐서 나타나는 증상이라고 판단해 가미시호사물탕을 투여했다.

　산후어혈은 자궁 내에만 머무는 것이 아니다. 심장으로 가기도 하고 손목끝 마디마디까지 옮겨가며 갖가지 증세를 불러온다. 단순히 겉으로 나타나는 증상만을 없앤다고 근본적인 문제가 해결되는 것은 아니다. 특히 출산한 산모는 이 점을 더욱 명심해야 한다.

　이 환자의 경우 아침에 약을 찾아갔는데 저녁 무렵 전화가 걸려왔다. 오전과 오후 두 차례 약을 복용했을 뿐인데 몸이 확실히 좋아진다는 것을 느낀다는 것이다. 사람에 따라서 약의 효과가 매우 빨리 나타나는 경우가 있다.

이 환자 역시 한제를 전부 복용하고 나서는 지긋지긋하게 괴롭히던 산후의 한기에서 가뿐하게 벗어났다는 소식을 전해왔다.

식욕부진 - 입맛도 없고 소화도 안 된다.

출산 후 산모가 식욕이 없어서 제대로 잘 먹지 못하는 것을 한방에서는 산후식상증이라고 한다. 산모가 충분히 영양을 섭취하지 못하면 젖도 잘 나오지 않고 자궁의 회복도 자연 느려진다. 출산 후 식욕이 떨어지는 것은 분만 후 상처부위를 빨리 아물게 하기 위해 소염제와 항생제를 복용하는 영향도 크다. 제왕절개로 수술한 산모의 경우 이런 증세가 더 심하다. 자궁에 어혈이 남아 있는데다가 약을 먹게 되니 당연히 비위기능이 떨어질 수밖에 없다.

산후식상증으로 식사를 제대로 못하게 되면 기운이 없고 얼굴이 누렇게 뜬다. 가슴이 뭉친 것 같이 답답하고 산후우울증이 동반되기도 하는데 이럴 때는 가미이비탕이나 가미팔진탕을 복용하면 효과가 매우 좋다. 특히 산후에 소화가 안 된다고 호소하는 산모들이 많다. 그렇다고 자꾸 소화제만 먹어봐야 아무 소용이 없다. 소화가 안 되면 위기능이 좋지 않은 것으로 쉽게 자가진단을 해버리는 것은 위험하다. 출산 후라는 특별한 상황을 고려해 자궁을 빼놓고 생각하면 안 되기 때문이다.

34세의 권씨는 얼굴이 동그스름하면서 이목구비가 매우 여성스럽게 생긴 형상이었다. 두달 전 둘째아이를 낳았는데 조금만 먹어도 속에 더부룩하고 가슴이 답답해진다는 것이다. 목이 뭐가 걸린 것처럼 툭 튀어나온 것이 겉으로 느껴지고 피부색이 전체적으로 누런빛인데 맥을 보려고 손목을 걷으니 팔뚝까지도 누런빛이었다.

그동안 여러 병원에서는 간검사, 황달검사, 갑상선검사까지 다 해봤지만 아무런 이상이 없다고 해서 그냥 지냈다고 한다. 피부색이 누렇게 된 것은 5년 전 첫아이를 낳고부터였고 소화가 안 되는 것을 비롯해서 불편한 증상들은 두달 전 출산 후부터 더욱 심해졌다고 했다.

권씨는 진맥해본 결과 비위맥이 무척 실(實)한 것을 나타냈고 산후어혈이 남아 있는데다 전형적인 '산후식상증'의 증세를 보여 이비탕을 처방했다. 그후 불편했던 증상들이 깨끗이 사라진 것은 물론이고 몸의 부기가 쑥 빠지면서 피부까지 뽀얗게 되어 아주 건강한 혈색을 되찾게 되었다.

위는 자궁과 밀접한 연관이 있다. 음식을 먹으면 위장으로 넘어가지만 아래(자궁)로부터 끌어내리는 힘이 부족하면 음식물이 늘 위에 차 있으므로 속이 거북하고 소화가 안 되는 증상들이 나타난다. 따라서 산후식상증에는 자궁의 어혈을 풀고 먹은 것을 아래로 끌어내려주는 작용을 하는 어혈치료제와 위기능을 도와주는 소화제, 그리고 기운을 보하는 약 등이 함께 처방되어야 한다.

산후두통과 어지럼증 - 출산으로 . 인한 . 혈허가 . 원인 .

둘째아이를 낳은 지 2개월 된 산모가 심한 두통 때문에 내원한 적이 있다. 이 환자는 첫아이를 낳고 나서도 같은 증상으로 고생을 했다면서 몹시 지친 표정이었다. 현재 모유를 먹이고 있는 중이라 병원에서 처방해준 두통약을 도저히 먹을 수 없다고 했다.

한의학에서는 두통을 일으키는 원인을 기허(氣虛), 혈허(血虛), 기혈양허(氣血兩虛), 풍열(風熱), 담(痰), 화(火) 등으로 본다. 출산 후의 두통은 혈이 부족해서 나타나는 혈허두통인 경우가 대부분이다. 혈병이라서 야간에 증세가 심해지며 눈썹 바깥쪽에서 이마 모서리까지 당기는 듯이 아프다. 두통과 함께 가슴이 두근거리고 어지럼증이 일어나기도 한다.

요통과 다리부분의 통증을 호소하는 경우도 많은데 이런 환자들은 대개 관골부위가 붉거나 기미가 끼어 있다. 머리가 아프고 허리 아래가 뻐근하고 아프면 두통을 동반한 몸살감기 정도로 지레짐작하는 경우가 많다. 이럴 경우 대개 감기약만 수일 복용하게 되고 증상은 쉬 줄어들지 않는 것이 특징이다.

산모의 혈허두통(血虛頭痛)은 출산 때문에 급격히 몸이 쇠약해진 것이 원인이다. 출산 후 백일 이전에 부부생활을 했거나, 힘든 일을 했을 경우, 신경을 지나치게 썼을 때, 찬 음식이나 날것을 함부로 먹었을 때, 산후조리를 하는 중에 찬바람을 쐬었다거나 할 때 증상이 나타나기도 한다. 두통과 함께 어지럼증이 동반되기도 하는데 이런 증상은 소요산이나 가미소요산을 체질에 맞게 복용하면 효과가 매우 빠르고 치료가 잘 된다. 간혹 치료시기를 놓치면 심한 간질발작을 일으키기도 한다. '출산 때문에 피를 많이 흘렸으니까 당연히 좀 어지러운 거겠지' 하고 단순하게 넘겨짚는다거나 빈혈치료제를 적당히 복용하고 넘어간다면 나중에 더 큰 문제로 고생하게 된다.

한방에서는 어지럼증을 혈훈(血暈)이라고 한다. 출산 후 어지럼증의 원인은 피를 너무 많이 흘렸기 때문이다. 기혈이 허해져서 혈이 기를 따라 위로 올라가면 정신이 어지러워진다. 이때는 혈을 보하는 궁귀탕이 잘 듣는다. 피를 적게 흘렸음에도 어지럼증이 나타나는 것은 오로가 위로 치민 것이다. 명치밑이 꽉 찬듯 답답하게 느껴지고 정신이 아득해져서 주변사람을 알아보지 못할 정도로 심한 현상이 나타난다.

> **혈허**
>
> 산후풍의 증상을 설명하다보면 혈허도한, 혈허두통, 혈허발열, 혈허복통, 혈허변비, 혈허요통, 혈허해소, 혈허현훈 등 유난히 혈허(血虛)라는 말이 자주 나온다. 혈허란 말 그대로 혈이 부족하다는 뜻으로 혈이 허하거나 부족해 생긴 병증을 통칭하는 말이다.
> 원래부터 오장육부가 허한 사람은 장부의 허손으로 정혈을 만들어내는 기능이 좋지 못해 생기기도 하지만 산후의 혈허증상은 출산과정 동안 피를 많이 흘렸기 때문이다. 일반적으로 얼굴과 입술이 창백하며 어지럽고 앉았다가 갑자기 일어나면 눈앞이 컴컴해지는 증상이 흔하다. 그밖에 가슴이 두근거리고 밤에 잠을 잘 이루지 못한다. 맥을 보면 침세하면서 힘이 없다. 혈허로 생긴 병증은 환자의 체질이나 증상에 따라 다양하지만 기본은 기혈을 다같이 보충해주는 것이다.

산후변비와 치질 - 화장실. 가기가. 겁난다.

산후변비는 그때그때 증상만 가라앉히는 임시방편의 조치를 취할 것이 아니라 정확한 원인을 찾아내 근본적인 치료를 해야 한다. 대개 변비는 남성보다는 여성에게 흔한 질병이다. 그 이유는 남녀의 음양이 다르기 때문이다. 남성은 일양이음(一陽二陰)으로 되어 있으므로 항상 양(陽)이 부족하기 쉽다. 그래서 체질적으로 양기(陽氣)를 돋우는 음식을 좋아하게 되어 있다. 반면 여성은 이양일음(二陽一陰)으로 항상 음(陰)이 부족한 것이 문제가 된다. 변비 역시 음이 부족해 생기는 증상으로 아기를 출산하는 과정에서 음혈(陰血)이 손상된 것이 원인이 될 수 있다. 산후의 변비를 혈허비(血虛秘)라고 따로 부르는 것도 이런 이유 때문이다.

변비는 음혈을 돋워주어 배변을 원활하게 해주어야 낫는다. 이때 변비는 물론이고 전신의 몸상태가 좋아진다. 산후변비에 자주 이용하는 처방으로는 주증오인환, 소마죽(蘇痲粥) 등이 있는데 반드시 한의사의 정확한 진단에 따라 치료해야 한다. 모든 질병이 그렇듯이 같은 변비증세라도 증상과 체질에 따라 처방이 달라진다.

첫아이를 낳은 지 16일 되었다는 산모가 변비가 매우 심한 증세 때문에 내원했다. 심한 변비 때문에 화장실 가는 것이 고통스럽고 식욕도 없으며 머리가 아프다고 했다. 허리와 팔다리가 저린 것이나 잠이 잘 오지 않는 증상까지 겹쳐 있었다. 보기에도 안색이 매우 좋지 않았다. 식사를 제대로 못해서 얼굴이 누런빛을 나타내는 것으로 보아 산후식상(産後食傷)이라 판단하고 가미이비탕을 투여했다. 그러자 가장 먼저 변비와 두통이 말끔히 사라졌고 이어서 여러 가지 불편한 증상들이 없어지면서 안색이 화사하게 돌아왔다.

심한 변비는 치핵이나 탈항의 원인이 되기도 한다. 치핵은 항문 둘레에 혹같이 생긴 종기가 밀려나오면서 출혈이 생기는 것이고 탈항은 이것이 항문 밖으로 빠져나오면서 처지는 것인데 통증이 매우 심하다.

대부분의 산모들이 임신 중에 경미한 치질증세를 경험하다가 출산 이후에 괜찮아지는 경우도 많지만 오히려 더 심해지는 사람도 있다. 따라서 임신 전에 변비나 치질이 있다면 반드시 임신에 앞서 정확한 원인을 알고 치료해 주는 것이 좋다. 그대로 방치해두었다가 임신 중이나 출산 후 치료하기가 더 힘들어질 수도 있기 때문이다. 출산한 지 얼마 되지 않았다면 자궁의 어혈을 먼저 풀어주는 어혈제를 복용하고 나서 부족한 기를 돋워주는 보기약을 투여하면 깨끗이 치료된다.

과도한 땀 - 땀을. 너무. 많이. 흘린다.

출산 후 3일에서 7일 동안의 병원생활을 마치고 집으로 돌아오면 어김없이 산모를 기다리고 있는 것이 있다. 다름 아닌 뜨끈뜨끈한 방과 내의. 한겨의 성분을 흉내내 만든 식품일 뿐이다. 〈동의보감〉에도 "모유는 오장육부를 돕고 살결이 고와지게 하고 머리털을 윤기 나게 한다. 여윈 사람은 살찌고 윤택해진다. 살이 희어지고 정신도 맑아지며 100살 넘게 살 수 있다"라고 했다.

모유의 우수성에 대해서는 더 설명할 필요가 없을 정도다. 모유는 아기의 성장과 계절에 맞춰 저절로 성분이 달라진다. 조산아 엄마의 젖에는 더 많은 면역성분과 영양분이 들어 있다. 생후 4~6개월에는 굳이 다른 음식이나 물조차 필요 없을 정도여서 수분, 단백질, 칼슘 등을 섞어 먹이면 오히려 영양과다로 아기의 신장과 간에 부담을 줄 수도 있다. 여름엔 수분이 많고 겨울엔 지방이 많은 것도 특징이다. 모유에는 소화하기 쉬운 필수아미노산과 무기질도 풍부하며 뇌를 구성하는 당지질인 유당이 많아서 모유를 먹인 아기가 분유를 먹인 아이에 비해서 머리가 좋아진다는 것도 이미 여러 연구를 통해 밝혀진 사실이다.

그런데 우주의 조화라는 것은 아주 오묘해서 서로 주고받게 되어 있다. 어머니는 아기에게 이렇게 신비로운 모유를 공급해주는 한편 아기가 엄마의 젖을 먹음으로 해서 자궁의 수축활동을 도와 출산으로 인해서 생긴 어혈이 제거되면 뱃살이 빨리 빠지고 골반이 원위치를 찾게 된다.

하지만 이렇게 좋은 모유도 일단 잘 나와야 먹일 수 있다. 젖을 먹이고 싶지만 젖이 잘 나오지 않아 고생하는 산모들이 많기 때문이다. 한방에서는 젖울에도 얇은 스타킹 하나만으로 버틸 수 있는 요즘 여성들이 아이를 낳았다고 당장 내의를 입고 지낸다는 것은 좀처럼 쉬운 일은 아니다. 그래서 두툼하게 껴입고 따뜻한 방바닥에 몸을 지져야 한다는 어머니 세대와 그것을 낡은 사고방식이라고 생각하는 신세대 사이에 크고 작은 다툼이 일어나기도 한다.

적당히 땀을 내면 체내에 남아 있는 불순물이 빠져나가 신진대사가 활발해지고 자연적인 생리가 촉진된다. 산후부종을 다스려주기도 하므로 체중조절에도 한몫한다. 그러나 외풍이 심한 주택이라면 모르지만 단열이 잘된 아파트 같은 실내에서도 아래위 내의를 껴입고 양말까지 신은 채로 난방을 했다가는 그야말로 비 오듯 땀을 쏟기 십상이다. 이런 땀내기는 오히려 산모를 허하게 할 뿐, 전혀 도움이 안 된다.

과도하게 땀을 흘리면 몸의 진액이 빠져나가면서 기운이 빠진다. 특히 몸이 냉한 체질인 경우 이렇게 땀을 내고 찬바람을 잠시 쏘이면 그대로 산후풍이 생긴다. 산후의 땀은 적당히 조절하는 것이 좋다. 산모가 불쾌하고 불편할 정도로 땀을 내는 것이 좋을 리가 없기 때문이다. 땀이 나서 젖은 옷은 빨리 갈아입도록 하고 갑작스런 한기에 노출되지 않도록 주의해야 한다.

실내온도를 지나치게 높게 하지도 않았고 그리 두툼하게 껴입지 않았는데도 산모가 비 오듯 땀을 흘린다면 훨씬 심각한 문제다. 한방에서는 땀을 인체의 진액(영양분)으로 보기 때문에 지나치게 땀을 흘리는 것은 좋지 않은 증상이다. 남자에 비해서 여성은 원래 땀이 적다. 여성이 땀이 많으면 몸이 냉해지고 불임이나 생리불순 등 자궁에 탈이 발생한다. 특히 산후에 흘리는 땀은 혈한(血汗)이라 하여 마치 피를 흘리는 것과 같다. 땀을 많이 흘리면 몸이 냉해지기 쉬운데 이것은 감기나 산후풍 등 또 다른 질병으로 발전하기가 쉽다.

출산 후 3주 정도가 지난 박씨가 바로 그런 경우였다. 얼굴이 네모지고 코가 강하고 살이 없는 전형적인 기과 형상의 이 환자는 비 오듯 흘러내리는 땀 때문에 산욕기를 지내기가 무척 힘들었다고 한다. 밤에는 물론이고 잠깐 낮에 눈을 붙이는 동안에도 땀이 흥건하게 고인다고 했다. 땀을 많이 흘리는 만큼 으슬으슬 추운 증세가 잦고 기운이 떨어져서 아이의 기저귀 갈아주는 일도 힘이 든다는 것이다.

이런 경우에는 산후에 어혈을 제거하는 약을 복용했다고 해서 기와 혈을 보충해주는 것이 시급하다고 판단되어 인삼과 황기가 위주인 보허탕을 체질에 맞게 가미해 투여했다.

의서에는 "산후에는 기혈(氣血)을 대보(大補)하는 것을 위주로 하고 비록 잡증(雜症)이 있어도 그것은 다음으로 다스려야 한다"고 했는데 이 환자의 경우에도 기혈을 보충하는 보허탕이 매우 효과가 좋았다. 물론 산후어혈이 충분히 제거되지 않았을 때는 어혈을 우선적으로 치료해야 한다.

산후우울증 – 짜증이.나서.잠을.이룰.수가.없다.

출산 후 산모가 슬프거나 우울한 감정을 느끼는 것을 산후우울증이라고 한다. 머터너티 블루(Maternity Blue)라고도 하는 이 증상은 산모 중 60~70%가 경험한다고 한다. 시간이 지나면 서서히 나아지지만 이중 일부는 증세가 매우 심해지면서 심각한 신경증으로 진행되기도 한다. 산모가 호소하는 산후우울증의 증상은 매우 다양하다. 까닭 없이 눈물이 많아진다, 짜증과 신경질을 자주 낸다, 밤이면 불면증에 시달린다, 식욕이 없다, 자신이 무능력하다고 느껴진다, 아이를 길러야 할 일이 두렵기만 하다 등등.

산후우울증은 출산 직후 산모의 몸상태가 극히 불안정한데다 육아로 인한 수면부족, 과로, 심리적인 부담감 등이 원인이 된다. 현대의학에서는 호르몬의 변화에서 그 원인을 찾기도 한다. 임신 중에는 모체의 호르몬 분비가 태아와 태반 중심으로 돌아가지만 분만을 하게 되면 급격하게 모체 중심으로 변화하게 되는데 이런 호르몬의 변화가 우울증의 주요한 원인이 된다는 것이다.

최근 한 연구에 의하면 산후우울증은 본인뿐 아니라 아기에게도 영향을 준다고 한다. 신생아의 혈액을 분석해본 결과 스트레스를 나타내는 혈중 코티솔(cortisol)의 수치가 정상치보다 훨씬 높게 나타난 것이다. 코티솔의 수치가 높은 아기는 성장해서도 스트레스에 민감하게 반응하는 체질을 갖게 된다고 한다.

산후우울증에 걸리기 쉬운 사람은 성격상 모든 일에 완벽을 추구하며 소심하거나 꼼꼼한 타입의 여성이다. 한의학에서는 체질상 기가 많은 여성이 여러 가지 이유로 기가 울체되면 신경성질환으로 발전하기 쉽다고 본다. 대개 얼굴에 살이 없으면서 네모형이나 마름모형으로 각지게 생긴 기과의 여성, 마른 여성, 피부색이 유난히 검은 여성, 코가 크고 길면서 살이 없는 여성, 전체적인 분위기가 남자 같이 느껴지는 여성이 기가 왕성한 체질이다.

일상생활에 지장을 줄 정도로 증세가 심하거나 오래간다면 적절한 한방 치료를 통해 우울증을 극복하는 것도 좋을 듯하다. 체질과 증상에 맞는 한약으로 울체된 기를 풀어주고 기의 흐름을 원활하게 해주면 상당히 좋은 효과를 보인다.

기침 - 단순한 감기가 아니다

예로부터 산후기침에는 곶감이나 호두를 달여 마시는 등의 민간요법이 있었다. 그러나 산후에 기침이 나는 것은 출산으로 인한 어혈이 폐에 들어간 현상으로 근본적으로는 어혈을 제거해주어야 한다.

출산 후 10일이 지났다는 산모가 기침과 콧물이 나면서 열이 심한 감기 증세로 내원했다. 아직 어혈을 풀어주는 약을 복용하지 않았다는 것으로 보아 어혈이 폐를 쳐서 나타나는 증상으로 판단하고 선복화탕을 체질에 맞게 가미해 처방했다. 약을 복용한 후 가장 먼저 열이 내리면서 기침이 한결 나아지고 콧물도 멈추는 등 전신의 건강상태가 눈에 띄게 좋아지는 것을 보았다.

산후에 기침이 심한 증세에는 이모산(二母散)이 잘 듣고 감모(感冒 감기)증상이 있을 때는 선복화탕(旋覆花湯)이 좋다. 그런데 기침을 하면서 숨이 심하게 차는 것은 매우 위태로운 증세로 서둘러서 치료를 받아야 한다. 산후에 기침을 하며 심하게 숨이 차는 것은 피를 너무 많이 흘린 탓으로 기운이 탈진되어 영혈(營血 영양분과 피)이 갑자기 줄어들고 위의 기가 작용하지 못하며 폐에만 몰리기 때문이다. 이런 증세를 독양폭음(獨陽暴陰 양만 있고 음이 없는 증세)이라 하는데 치료하기가 매우 어려운 증에 속한다. 이런 때는 대제궁귀탕(大劑芎歸湯), 소삼소음(小蔘蘇飮)을 쓰는 것이 좋다.

가려움증 - 밤이면 . 더욱 . 심해진다 .

겨울철에 흔히 나타나는 피부질환 가운데 하나가 바로 피부건조증이다. 우리나라는 겨울철에 날씨가 매우 춥고 건조한 편이다. 특히 실내에서는 난방을 많이 할수록 공기는 더욱 건조하게 되므로 피부건조증으로 인한 가려움증으로 고생하는 사람들이 많다. 피부가 건조해지면 보통 잔비늘 같은 각질이 일어나게 된다. 먼저 팔다리가 가렵기 시작해 시간이 지나면서 점차 가려운 부위가 더 넓어진다. 이때 심하게 긁어서 피부에 피가 나고 습진이 생기기도 한다. 피부건조증으로 인한 가려움증은 피부가 노화된 노인들에게 흔한데, 특이하게도 산후의 산모에게서 이 증세가 많이 나타난다.

"밤만 되면 온몸이 가려워서 피부과 치료를 여러 달 받았지만 아무런 효과가 없어요." "임신 8개월부터 피부가 가려웠는데 출산 후에 더 심해졌어요." "출산하고 아이가 돌이 될 무렵부터 갑자기 피부가 가려워요."

임신이나 출산 후에 피부가 가렵다고 내원한 환자들을 진찰해보면 산후에 몸조리를 제대로 하지 못한 것이 원인인 경우가 대부분이다. 한방에서는 외부공기의 건조함과 더불어 몸속의 과도한 열기와 습기가 빠져나갈 곳을 찾다가 약한 피부쪽으로 몰려 가려움증이 생기는 것으로 보고 있다. 산모일 경우에는 어혈이 충분히 제거되지 않은 탓이 크다. 혈이 부족한데다 원활하게 순환하지 못해 살과 피부에 영양을 주지 못하기 때문이다. 혈병이므로 야간에 심한 것이 특징이다. 이때는 어혈을 풀어주고 음혈을 보양해주는 약을 쓰게 된다. 혈이 고르게 되면 살이 윤택해지면서 가려운 증이 저절로 멎는다.

산후에 찬바람을 쐬지 않고 따뜻한 곳에서 기거하는 것도 중요하지만 더욱 명심해야 하는 것은 어혈(瘀血)이 제거되어 배가 출산 전과 비슷한 정도로 회복되어야 한다는 것이다. 어혈로 인한 피부 가려움증에는 가미사물탕, 소요산, 가미소요산 등을 체질에 맞게 복용하면 잘 낫는다. 또한 열을 많이 내는 맵고 짠 음식을 피하는 것이 좋다.

재미있는 산바라지 풍속

산달을 앞두면 포대기나 기저귀, 아기옷 등을 미리 마련한다. 첫아기의 포대기는 친정에서 해주고 아기물품을 살 때는 값을 깍지 않는 것이 불문율이었다. 아기의 복이 깎인다고 믿었기 때문이다. 마찬가지 이유로 산모의 해산미역을 살 때는 꺾어서 가져오지 않았는데 이는 미역을 꺾으면 난산한다는 금기 때문이었다고 한다.

아기가 처음 입는 배내옷은 단추를 달지 않고 긴 끈을 붙여 가슴을 한바퀴 돌려서 맨다. 현재까지도 배내옷은 예전 그대로 남아 있는데 단추대신 긴 끈을 쓰는 것은 아기의 수명이 그만큼 길기를 바라서다.

삼신은 아이를 배게 하고 낳게 하며 아이가 자라는 것을 돕는 신이다. 이 신은 한집에 한 분밖에 없기 때문에 시어머니와 며느리의 산달이 같으면 며느리는 반드시 친정으로 돌아가서 아이를 낳았다고 한다.

전통적으로 우리나라에서는 임산부가 아기를 쉽게 낳지 못하고 난산이 계속될 때에는 여러 가지 주술적인 행위를 하기도 했다. 남편의 허리띠를 산모 허리에 둘러준다거나 아이를 많이 낳은 부인의 치마를 덮어주거나 구멍 뚫린 치마에 오이 같은 길쭉한 것을 내려뜨리며 "헌치마에 외 빠지듯 순산하게 해주시오"라고 외치기도 했다. 남편이 산실의 창호지문을 뚫고 상투를 들이밀면 산모가 붙잡고 진통을 하는 경우도 있었는데 이는 남편이 아내의 산고를 함께 나누고 분만을 방해하는 잡귀를 남편에게 들러붙게 한다고 믿었다.

비록 주술적인 내용이지만 산모와 아이의 안전을 빌고, 남편은 아버지라는 의무를 깨닫게 된다는 점에서는 한번쯤 새겨둘만한 일이다. 요즘에는 분만실까지 남편이 동행해 아내의 진통에 동참하고 아이의 탯줄을 직접 끊는 일도 흔하다고 한다. 대개 아내의 분만과정을 지켜본 남편의 경우 아기에게 더 소중한 감정을 갖게 되고 아기를 낳아준 아내에게는 고마운 감정을 더 크게 느낀다.

산후부종 - 살찐.건지.붓는.건지.

보통 산모들은 아이를 낳고나면 얼굴이며 몸 전체가 두둑하게 붓는다. 산후조리를 하는 동안 적당히 땀을 내고 체중조절을 잘하면 대부분의 부종은 산후 백일 정도면 사라진다. 그러나 산후부종을 제때에 잘 치료해주지 않으면 그대로 남아서 살이 된다. 산모들이 기를 쓰고 부은 몸을 줄이려고 하는 것도 이 때문이다.

산후에 부종이 생기는 것은 어혈이 경락을 따라서 흐르기 때문이다. 어혈을 풀어주고 혈을 순조롭게 흐르게 하면 잘 낫는다. 어혈이 화(化)해서 물이 되고 부종이 일어나는 경우에는 대조경산, 소조경산을 쓴다. 또 기혈이 크게 허약해져서 생기는 부종은 사군자탕에 창출을 가해서 투여하면 되는데 이때 주의할 점은 이뇨제를 함부로 투여해서는 안 된다는 것이다. 흔히 산후부종은 대수롭지 않게 여겨서 민간요법으로 호박을 삶아 먹는다거나 이뇨에 도움이 되는 약재를 정확한 처방 없이 복용하기도 한다. 이는 부종이 생기는 근본 원인을 치료하는 것이 아니므로 전적으로 이것에만 의존해서는 안 된다.

한방에서는 "병을 치료할 때에는 먼저 병의 뿌리를 없애야 한다(治病先去根)"는 말이 있다. 〈단계심법〉에도 "병을 치료하려면 먼저 병의 근본을 없앤 다음 약을 써야 하는데 이는 옷을 빨 때 먼저 때를 뺀 다음 빨아서 풀을 하고 다듬이질을 하는 것과 같다"고 했다.

33세의 부인이 산후 1개월이 지났는데도 푸석푸석하게 부으면서 기운이 없다고 내원했다. 수족이 저린 증상과 함께 간혹 어지럼증이 있고 대변 또한 시원하게 나오지 않는다고 했다. 이런 증상들은 산후의 오로(惡露)가 완전히 빠지지 않았기 때문이므로 가미궁귀조혈음을 체질에 맞게 가감해서 투여하면 잘 낫는다. 이 환자 역시 약을 복용한 후 부기가 조금씩 가라앉으면서 불편한 증상이 눈에 띄게 회복되는 등 좋은 효과가 있었다.

산후비만 - 6개월 . 지나면 . 빼기가 . 힘들어진다 .

　임신을 뜻하는 불어 '앙셍트(enceinte)' 라는 단어의 어원은 재미있게도 '허리띠가 없다' 는 뜻이라고 한다. 임신을 하면 많든 적든 체중이 증가한다. 개인적인 차이는 있지만 평균 12~14kg 정도 늘어나며 20kg 가까이 느는 산모도 있다.

　산후비만을 예방하려면 크게 두 가지를 조심해야 한다.

　첫째, 임신 중의 체중조절이다. 대개 아이를 가지면 아이의 몫까지 두 배를 먹어야 한다는 생각에 식욕을 자제하지 못하고 많이 먹게 된다. 운동량은 이와 반대로 임신 전에 비해 훨씬 줄어드니까 당연히 살이 찔 수밖에 없다. 임신 중 체중을 제대로 관리하지 않고 비만 임산부가 되면 임신중독증이나 당뇨병에 걸리기 쉽다. 또 산도에 지방이 쌓이면서 난산이 될 우려도 있다. 출산 후 비만 때문에 고민하지 않으려면 임신기간 동안 꾸준히 체중관리를 하는 것이 중요하다.

　둘째, 산후 지나친 과식으로 살이 찌는 것이다. 젖을 먹이는 산모들은 무조건 많이 먹어야 좋다고 생각하지만 중요한 것은 양질의 음식을 먹는 것이

지 많은 양을 먹는 것이 아니다. 대신 출산 후 모유를 먹인 산모는 젖을 먹이지 않는 산모보다 체중이 훨씬 빨리 빠지고 임신 전의 몸매를 회복하는데 시간이 덜 걸린다. 출산 후 무분별하게 섭취하는 보양식도 체중증가에 한몫하는 주범이다.

특히 산후의 비만은 출산으로 인한 불순물과 나쁜 피가 그대로 몸속에 머물기 때문인데 산후치료제를 제때에 써서 어혈을 제거해주어야 한다. 시기를 놓치고 몸속에 어혈을 계속 지니고 있으면 몸이 푸석푸석하게 붓고 체중이 늘어나면서 원인을 알 수 없는 여러 가지 후유증에 시달리게 된다. 출산한 지 백일이 채 지나지 않은 산모가 체중을 줄인답시고 음식을 먹지 않고 굶는 다이어트를 시도한다거나 무리하게 운동을 시도해서도 안 된다. 산후풍의 1차 대상감인 셈이다. 특히 산후 백일 이전에는 찬바람을 쐬거나 찬물에 손을 담그는 일, 또는 음식을 날것으로 먹거나 딱딱한 음식 등을 삼가며 부부생활도 자제해야 한다.

치료를 받으러온 환자들에게 산후조리의 중요성을 설명하다보면 "어떻게 백일 동안이나 산후조리를 해요? 잘해봐야 겨우 한달인데……."하며 고개를 젓는 사람들도 상당히 많이 있다. 대개 삼칠일이 지나면 어느 정도 혼자 몸을 추스를 수 있을 만큼 회복이 되기 때문에 '이 정도면 괜찮겠지' 하면서 자기 몸을 과신하게 된다. 잠가놓은 문 안을 더 들여다보고 싶고, 하지 말라고 하는 일은 더 궁금해지는 것이 인지상정. 그동안 몸조리하느라 먹지 못했던 음식이 더 먹고 싶고, 돌아다니지 못한 곳에 더 가고 싶어지는 시기가 바로 삼칠일 이후다. 자기 맘대로 움직일 수 있고 먹으면 안 된다고 눈치주는 사람도 없으니 자칫 흐트러지기가 쉬워지는 것이다. 나중에 갖가지 산후병으로 고생하지 않으려면 이 시기를 현명하게 넘겨야 한다.

이와 함께 산후에는 반드시 어혈부터 제거해준 다음에 허한 것을 보충해주는 약을 써야 아랫배도 빨리 꺼지고 체중도 임신 전의 상태로 회복된다. 전문 한의사와 상담한 후 체질에 맞게 보허탕(補虛湯), 궁귀조혈음(芎歸調血飮), 오적산(五積散) 등을 복용하면 매우 효과적이다.

산후음탈 - 자궁이.하수되는.것.

출산하는 과정에서 너무 힘을 써서 음문(陰門)이 탈출하는 것을 산후음탈(産後陰脫)이라고 한다. 현대의학에서는 주로 수술을 하게 되는데 근본치료가 되지 않으면 자꾸 재발한다.

한의학에서는 전신의 체력을 보충하면서 자궁의 기운을 위로 올려주는 치료를 한다. 가미보중익기탕, 가미당귀황기음 등을 체질에 맞게 가감해 투여하면 산후음탈이 치료되면서 아랫배가 은근히 붓는 듯 아프고 맑은 물이 나오는 증상과 소변이 잦으면서 시원치 않은 것이 깨끗이 낫는다.

얼마 전 40대 중반의 여성이 가슴에 주먹만한 덩어리가 돌아다니는 것 같은 증상 때문에 내원했다. 몇년 동안 한의원은 물론이고 여러 병원을 다니면서 각종 검사를 해보고 치료를 받아왔지만 뚜렷한 효과가 없었다고 한다. 가슴과 등이 아픈 것은 물론이고 허리와 왼쪽 무릎, 팔꿈치도 쑤시고 아프며 아침이면 얼굴과 온몸이 푸석푸석하게 붓는 증세도 있었다. 가슴이 늘 답답하고 불편해서 그런지 항상 무엇에 쫓기는 사람처럼 불안하고 초조하다고 했다. 병력을 문진하다보니 과거에 자궁하수로 병원에서 수술한 경험이 있다고 했다. 특별히 커다란 병을 앓아본 적이 없어서 진료를 받을 때마다 자궁을 올려붙이는 수술을 한 경험이 있다고 얘기는 했지만 병원에서는 현재 나타나는 증상과는 아무런 관련이 없다고 그냥 넘어가는 경우가 많았다는 것이다.

그러나 형상의학에서는 과거의 병력을 매우 중요하게 여긴다. 왜냐하면 생긴대로 병이 온다는 차원에서 보면 그 형(型)에 반드시 그 병(病)이 발병하기 때문이다. 따라서 수술로 자궁하수를 치료했다고 해도 몸의 건강상태가 나빠지면 과거의 증상들이 몸속에 내재되어 있다가 겉으로 드러나는 것이다. 가슴과 등이 아픈 것 역시 기운이 아래로 하수(下垂)되었기 때문이다.

자궁하수란 자궁을 지탱하고 있는 근육이나 인대가 늘어나 자궁이 아래로 내려가는 것이다. 출산으로 인해 생식기가 이완되는 것이 그 원인인데 자궁이 질 안으로 조금 내려오거나 질 밖으로 자궁의 일부가 나오는 경우도 있다. 자궁이 질 밖으로 나온 경우에는 자궁탈출이라고 하는데 자궁이 내려앉음과 동시에 방광이나 직장도 질에 내려앉아 방광염이 되기도 한다. 출산경험이 많거나 무거운 물건을 자주 들어올리는 일을 하는 경우, 유산경험이 있는 경우, 외상이나 생식기부분에 감염이 있었던 경우, 나이가 많이 든 초산부의 경우에 많이 나타난다. 자궁하수가 오면 방광이나 직장의 위치가 변하면서 소변이 잦아지고 변비가 심해진다. 아랫배나 허리에 통증이 수반되기도 한다. 자궁이 질에서 나온 부분 때문에 걷기가 불편하거나 염증으로 고생하는 경우도 있다. 위의 사례에서 볼 수 있듯이 하수된 자궁을 위로 올려주는 수술은 근본적인 치료법은 될 수 없다.

이 환자에게는 자궁이 하수된 적이 있었던 병력과 현재 기력이 무척 허약한 것을 보충해주기 위해 보중익기탕을 가미해서 투여했다. 이 약은 가슴과 등을 치료하는 약이 아니지만 예상했던 대로 이 약을 복용한 후 가슴과 등의 통증이 말끔하게 치료되었다.

산후간질 – 출 산 . 후 . 원 인 . 모 를 . 발 작 .

한의학의 특성 중 하나는 서양의학이 국소적인데 비해서 한의학은 종합적인 의술이라는 것이다. 출산 후 몇 차례의 간질발작을 일으켰다는 이씨의 경우 치료과정에서 다시 한번 이러한 한방의 우수성을 확인하게 되었다. 임신 전에도 심하게 충격을 받은 일 때문에 두 번이나 기절한 경험이 있었다. 다행히 건강한 아기를 출산했으나 그후 2년 동안 네 번이나 비슷한 증세로 병원신세를 졌다는 것이다.

이 환자를 처음 보았을 때 관골부분에 기미가 심하고 안색이 몹시 나빠 첫눈에 보기에도 증세가 매우 좋지 않았다. 허리와 어깨가 아프고, 두통과 어지럼증이 심했으며, 냉이 심해 음부가 짓무를 정도였으며, 가려움증도 심하다고 했다. 증세에 따라 산부인과는 물론 정형외과의 물리치료실도 수십 차례 드나들었고 현재는 신경정신과에 다니고 있었다. 항상 감기기운이 있는 것처럼 코가 막히고 답답해 이비인후과 치료도 받았는데 알레르기성 비염이라고 해서 항생제 위주로 처방한 약을 오랫동안 복용했다고 한다. 아픈 데가 이렇게 많으니 평소 기운이 없고 신경질이 나는 것은 당연한 일이다.

이 환자의 경우 모든 증상을 산후라는 특수한 상태임을 고려해서 치료해야 한다. 관골에 기미가 많이 껴있는 것이 대표적인 증상이다. 발작의 시작이 임신 중이라는 것도 무시해서는 안 된다. 이씨의 증세는 '산후허로증'에 의한 것으로 가미소요산을 체질과 맥에 맞게 가미해 투여했다. 그후 자궁이 정상적으로 돌아가면서 발작증세를 비롯한 여러 가지 증상이 눈에 띄게 호전되었고 결과가 매우 좋았다.

수유 곤란 - 초유라도. 먹이고. 싶은데.

모유에 대한 사회적인 관심이 날로 높아지고 있는 것 같다. 유명탤런트가 모유수유 홍보대사로 활동하고 몇몇 의식 있는 단체와 병원에서도 모유의 우수성을 널리 알리고 권장하는데 앞장서고 있다. 그러나 유럽의 수유율이 80%에 달하고, 미국이나 서구권의 국가가 50% 이상의 수유율을 유지하고 있는데 비해 우리나라는 아직까지 10% 정도로 세계 최하위권에 속한다고 한다.

세계적인 민간단체인 국제모유수유운동연맹(WABA)은 더 많은 산모들이 아기에게 젖을 먹였으면 하는 바람에서 세계 유명인들의 수유사례를 소개한 적이 있다. 이 자료에 따르면 영국 여왕 엘리자베스 2세가 찰스 왕세자를 비롯한 왕자와 공주들을 모유로 키웠고 며느리인 다이애나 왕세자비 역시 두 왕자에게 젖을 먹였다고 한다. 세기의 미녀로 꼽히는 모델 신디 크로포드, 정자은행을 통한 시험관 시술로 화제가 되었던 영화배우 조디 포스터, 자유분방한 사생활로 종종 구설수에 오르곤 하는 가수 마돈나 등 우리에게 익숙한 세계적인 스타들이 직접 모유를 먹였다는 사실을 접하고 보니 조금 놀라웠던 것이 사실이다. 이쯤 되면 모유를 먹이면 유방의 모양새가 처지고 볼품없어진다거나 힘들다는 것을 핑계로 젖먹이기를 꺼렸던 여성들은 할 말을 잃을지도 모르겠다.

분유는 어디까지나 모유를 먹을 수 없는 아기에게 영양을 주기 위해 모유이 나오지 않는 것을 두 가지로 해석한다. 〈동의보감〉에 따르면 우선, 기혈(氣血)이 너무 왕성하면 젖이 막혀서 나오지 않는다고 했다. 또 하나는 기혈이 약해져서 젖이 말라서 나오지 않는 것이다. 여러 번 몸을 풀어서 젖이 없는 사람은 진액(津液)이 적어졌기 때문이다. 어떤 경우든 증상과 체질에 맞게 약을 복용하면 대부분 효과가 좋다.

젖 잘 먹이는 방법

옛날부터 산모는 젖이 잘 나오게 하려고 돼지족이나 붕어, 가물치, 곶감, 대추 등을 고아먹었다. 이밖에 젖가슴을 뜨거운 수건으로 문질러서 초유가 나오는 것을 돕고 젖꼭지가 안으로 쏙 들어간 경우에는 반으로 쪼갠 호도껍질을 덮어 눌러 튀어나오도록 했다.

또 젖은 반드시 왼쪽 가슴에 안고 먹였다. 왼쪽은 잡귀를 쫓는 방향일 뿐만 아니라 아이를 이렇게 안으면 오른손으로 다른 일을 할 수가 있어서 편리하다는 이유에서였다. 옛날 여성들의 왼쪽 젖이 유난히 큰 것은 이런 풍속 때문으로 왼쪽으로 아이 젖을 먹이면 확실히 편리한 점도 많지만 가능하면 양쪽 젖을 번갈아가며 먹이는 것이 좋다. 젖을 먹을 때 아이가 어머니의 심장소리를 들으면 심리적인 안정감을 얻는다고 하여 왼쪽 젖의 수유를 선호하기도 하지만 오른쪽 젖을 먹이면서도 부드럽게 아이를 쓰다듬어준다거나 조용하게 이야기를 해주는 것도 같은 안정감을 줄 수 있다.

젖몸살 - 아기 낳을 때보다 더 아프다?

출산 후 이삼일이 지나면 유두가 단단해지고 크게 부푼다. 유방을 부드럽게 쥐고 마사지하면서 꽉 짜면 노란색의 초유가 나오는데 이때 아기에게 젖을 물리면 된다. 처음에는 아기도 빠는 힘이 약해 많은 양을 먹지 못하므로 유축기 등을 사용해서 부푼 젖은 남김없이 짜내야 한다. 그렇지 않고 그대로 놓아두면 젖이 안에서 막혀서 젖몸살을 앓기 쉽다. 젖몸살을 앓아본 여성들은 출산의 고통에 견줄 정도로 통증이 심하다고 한다.

〈동의보감〉에도 "몸을 푼 뒤에는 젖을 부지런히 주물러서 젖이 나오게 하는 것이 좋다. 그리고 젖이 고이지 않도록 해야 한다. 이대로 하지 않으면 젖몸살로 고생을 할 수 있다"고 했다.

대개 초산부는 젖먹이는 일이 서툴고 방법도 잘 몰라서 젖멍울이 생기는 경우가 많다. 멍울이 생긴 초기에 아프더라도 좀 참고 젖이 말랑말랑할 때까지 풀어주거나 아기에게 젖을 빨려서 나오게 하면 저절로 멍울이 풀린다. 초기에 멍울을 풀어주지 않으면 젖이 고이게 된다. 젖이 고여서 없어지지 않으면 곧 나쁜 물이 속에 몰려서 열이 몹시 나고 뜬뜬하게 뭉치면서 아프다.

이 상태가 더 심해지면 한방에서 유옹이라고 말하는 유선염의 상태로 진행된다. 유방이 단단해지면서 핏줄이 겉으로 보일 정도로 부어오르며 심한 경우에는 열이 38도 이상까지 올라가면서 오한이 들기도 한다. 유방 전체가 겨드랑이 부분까지 부어올라서 살짝 스치기만 해도 통증이 대단하다. 젖몸에는 양명경(陽明經)이 지나가고 젖꼭지는 궐음경(厥陰經)에 속한다. 산모가 몹시 화를 내거나 우울한 때에 젖을 먹이면 궐음경의 혈이 잘 돌아가지 못해 젖이 나오는 구멍이 막히게 된다. 젖이 나오지 못하면 양명경의 혈이 끓어오르기 때문에 열이 심하게 나면서 곪게 된다.

산후에 기름진 음식을 먹어서 습열(濕熱)의 담(痰)이 가슴에 쌓였다가 고여 있는 젖에 영향을 주는 것도 유옹의 원인이 된다. 유옹이 터졌는지, 터지기 전인지에 따라 그 처방이 달라진다. 상태가 심해지기 전에 빨리 치료를 하면 쉽게 낫는다. 치료가 끝나고 나면 다시 젖을 먹일 수도 있으므로 지레 수유를 포기하지 말고 병원을 찾거나 한의사의 도움을 받는 것이 좋다.